Dana Schwandt

Dein Neuanfang mit Ayurveda

Dana Schwandt
bekannt als Ichgold

Dein Neuanfang mit Ayurveda

Wie du deinen Stoffwechsel optimierst und dich wieder ins Gleichgewicht bringst

riva

Bibliografische Information der Deutschen Nationalbibliothek
Die Deutsche Nationalbibliothek verzeichnet diese Publikation in der Deutschen Nationalbibliografie. Detaillierte bibliografische Daten sind im Internet über http://d-nb.de abrufbar.

Für Fragen und Anregungen
info@rivaverlag.de

Wichtiger Hinweis
Dieses Buch ist für Lernzwecke gedacht. Es stellt keinen Ersatz für eine individuelle medizinische Beratung dar und sollte auch nicht als solcher benutzt werden. Wenn Sie medizinischen Rat einholen wollen, konsultieren Sie bitte einen qualifizierten Arzt. Der Verlag und der Autor haften für keine nachteiligen Auswirkungen, die in einem direkten oder indirekten Zusammenhang mit den Informationen stehen, die in diesem Buch enthalten sind.

Sonderausgabe im riva Taschenbuch, November 2019

Nymphenburger Straße 86
D-80636 München
Tel.: 089 651285-0
Fax: 089 652096

Redaktion: Kirsten Reimers
Umschlaggestaltung: Manuela Amode
Umschlagabbildung: Grit Siwonia
Innenabbildungen: S. 12l, 13ur shutterstock/Visual Generation; S. 12r, 15 shutterstock/clicky-usho.id; S. 12u, 51 shutterstock/owatta; S. 13Ml, 93 shutterstock/Alexey Blogoodf; S. 13o, 161 shutterstock/Alex_Murphy; S. 13 Mr, 197 shutterstock/ Franzi; S. 12–13 shutterstock/giterichka, S. 62, 87, 153 Dana Schwandt; S. 220 Grit Siwonia
Layout: Manuela Amode
Satz: Satzwerk Huber, Germering; Andreas Linnemann, München
Druck: CPI books GmbH, Leck
Printed in Germany

ISBN Print 978-3-7423-1268-6
ISBN E-Book (PDF) 978-3-7453-0526-5
ISBN E-Book (EPUB, Mobi) 978-3-7453-0527-2

Inhalt

Die Kanutour des Lebens 6

DIE KUNST, SICH DAUERHAFT GESUND ZU ERNÄHREN **15**

Ernährungsgewohnheiten dauerhaft ändern 16

So funktioniert Gewohnheitstraining 32

Die acht Faktoren gesunder Ernährung 43

DAS EINMALEINS DES AYURVEDA **51**

Die Basics 52

Der Stoffwechsel: Die Grundlage deiner Gesundheit 72

Die sechs Stufen der Krankheitsentstehung 87

DIE UMSETZUNG IM ALLTAG **93**

Die Anwendung der acht Ernährungsaspekte 94

EASY AYURVEDA IN DER KÜCHE **161**

Meine besten Küchen-Hacks 162

Ernährungstemplates: Ganz einfach ayurvedisch kochen 174

Frühstückstemplate 175

Mittagstemplate 179

Abendessenstemplate 186

Die wichtigsten Zutaten 187

Deine einzigartige Kanutour 194

ANHANG **197**

Dosha-Test 198

Wirkungsweisen verschiedener Lebensmittel 205

Stichwortverzeichnis 215

Eine Danksagung, die man lesen muss 218

Über die Autorin 220

DIE KANUTOUR DES LEBENS

Wir alle haben Gewohnheiten und Eigenheiten, die wir gern ablegen oder zumindest verändern wollen. Wie bei einer Paddeltour sitzt jeder von uns in seinem Kanu. Wir paddeln und paddeln und es wird immer anstrengender. Das Problem ist, dass wir die ganze Zeit gegen den Strom anpaddeln, flussaufwärts. Das kostet viel Kraft und Energie, die uns dann nicht mehr zur Verfügung steht für all das andere, was wir im Leben vorhaben. Konzepte, die uns bei Veränderungen helfen wollen, setzen an der Paddeltechnik an. Oder aber sie empfehlen uns ein anderes Paddel oder ein moderneres Kanu. Meiner Meinung nach kann die Paddeltechnik und die Ausstattung noch so toll sein: Es ist und bleibt anstrengend.

Ayurveda setzt an einem ganz anderen Punkt als alle anderen Gesundheitskonzepte an. Die Empfehlung von Ayurveda ist, nicht an der Paddeltechnik oder dem Equipment zu schrauben, sondern: »Dreh dein Kanu um und paddel *mit*, nicht *gegen* den Strom!« So einfach ist es. Wirklich. Der Strom des Lebens, die Intelligenz deiner Zellen, der Rhythmus und die Wirkungsweise der Energien der Natur haben eine ungeheure Kraft. Sobald du aufhörst, dagegen anzukämpfen, und stattdessen diese Kraft nutzt oder, noch besser, sie dir zu eigen machst, werden Kapazitäten frei, von denen du nicht einmal zu träumen wagst. Du sparst nicht nur all die Kraft, die beim Paddeln gegen die Strömung verloren geht, sondern du bist sofort angedockt an die Intelligenz deiner eigenen Zellen. Regeneration findet einfach statt. Einfach so. Ohne dass du extra etwas dafür tun musst. Dein Körper findet ganz natürlich zurück in sein Gleichgewicht und du kannst dich entspannen.

Das Kanu steht für die Gewohnheiten in deinem Alltag, die deinen Stoffwechsel beeinflussen. Wir haben alle unzählige Gewohnheiten, die uns täglich begleiten, die unseren Stoffwechsel aber daran hindern, seine Arbeit optimal zu machen. Ein Großteil dieser Gewohnheiten bezieht sich aufs Essen: Was wir essen, wann wir essen, wie wir essen und vieles mehr. Unsere Ernährung ist *der* Grundbaustein, um unseren Stoffwechsel ins Gleichgewicht zu bringen. Und da laut Ayurveda der Stoffwechsel nicht nur die Grundlage für unser allgemeines Wohlbefinden ist, sondern vielmehr für unseren gesamten Gesundheitszustand, geht es ums große Ganze.

Das Ziel ist, dass du das Thema Ernährung ein für alle Mal für dich abhaken kannst: weil du nicht mehr verunsichert bist von den neuesten Ernährungstrends, sondern einfach auf das hörst, was dein Körper dir sagt. Denn der weiß ganz genau, was er braucht. Das Ziel ist, dass dich das Essen nicht mehr stresst oder du dich schämst oder entwertest für das, was du gegessen hast. In diesem Buch lernst du, die Sprache deines Körpers zu verstehen und wie du ihm im Alltag das geben kannst, was er braucht. Du wirst lernen zu verstehen, wieso du anders bist als andere und warum wir auf der anderen Seite alle den gleichen Naturgesetzen unterliegen und was das für uns heißt.

Dieses Buch ermöglicht dir, wieder auf deinen Appetit zu vertrauen, Schokolade ohne schlechtes Gewissen zu genießen und dich in deinem Körper wieder so richtig wohlzufühlen. Ernährung wird zu einem natürlichen Baustein deiner Selbstfürsorge und der Ernährungswahnsinn, der uns alle umgibt, hat für dich endlich ein Ende.

Das ist es, was ich mit dir teilen möchte. All die Erfahrungen aus den Jahren, in denen ich flussaufwärts gepaddelt bin, jede noch so tolle Technik ausprobiert habe und immer wieder in neues Equipment investiert habe, möchte ich dir ersparen. Es war wahnsinnig anstrengend und aufzehrend; letztendlich war es ein Weg, der mich immer mehr von mir und meiner Kraft weggeführt hat. Ich habe mich vor lauter Anstrengung fast verloren. Erst nachdem ich herausgefunden habe, wie man sein Kanu umdreht, und dann festgestellt habe, wie leicht alles auf einmal ist, ist mir bewusst geworden, was für ein großer Quatsch das Paddeln flussaufwärts tatsächlich ist.

Jetzt, da ich mit dem Strom fließe und meine Zellen mit Vergnügen ihrer Arbeit nachgehen, feile ich mit Genuss an meiner Technik und probiere auch das ein oder andere Equipment aus. Allerdings geht es jetzt nur noch darum, mehr aus den Möglichkeiten herauszuholen, und nicht, das schlimmste Übel zu verhindern. Es macht mehr Freude und – noch viel wichtiger – es geht mir blendend. Und genau das wünsche ich dir auch.

Glaube mir – es ist viel einfacher, als du denkst! Als ich vor Jahren angefangen habe, Menschen in die ayurvedischen Routinen einzuweisen, war ich selbst verblüfft über die Ergebnisse. Eine meiner ersten Kundinnen rief mich nach zwei Wochen Zusammenarbeit an und erzählte: »Dana, ich habe seit 30 Jahren das erste Mal wieder fünf Stunden am Stück geschlafen.« Drei Wochen später war sie bei sieben Stunden Schlaf am Stück. Meine Begeisterung war geweckt.

Dass du jetzt dieses Buch in den Händen hältst, ist kein Zufall. Ich glaube nicht an Zufälle. Wahrscheinlich beschäftigt dich das Thema Ernährung schon länger und du bist auf der Suche nach einer Lösung, die zu dir passt. Vielleicht interessiert dich Ayurveda als eine Möglichkeit, besser zu dir zu finden, vielleicht willst du endlich aufhören, nach der einen *richtigen* Lösung zu suchen, und stattdessen herausfinden, was dein Körper wirklich braucht. Vielleicht geht es dir auch wie mir früher, dass du verwirrt bist durch all die unterschiedlichen Aussagen über Ernährung, die man in den Medien findet.

Dann bist du hier genau richtig.

Mein Ziel ist es, dass du mithilfe dieses Buches lernst, dich einfach gesund zu ernähren, ohne darüber nachzudenken. Dass du den Geburtstagskuchen deines Kollegen ohne schlechtes Gewissen genießen kannst und dich voller Energie wohlfühlst in deinem Körper. Dieses Buch ist kein weiteres klassisches Ayurveda-Buch, in dem nacheinander alle Bereiche, Begriffe und Zusammenhänge erklärt werden. Es ist auch kein klassisches Ernährungsbuch, in dem du eine konkrete Ernährungsmethode lernst. Es ist auch kein Kochbuch. Es ist eher ein Mix: Du lernst, woran du vielleicht bisher gescheitert bist und warum es so schwer ist, Ernährungsgewohnheiten zu ändern. Du lernst die Prinzipien des Ayurveda, die dir – egal, welcher Ernährungsphilosophie du folgst – ermöglichen, deinen Stoffwechsel ins Gleichgewicht zu bringen und Krankheiten vorzubeugen. Du lernst, wie du mit Leichtigkeit Gewohnheiten dauerhaft ändern und wie du dich selbst mehr lieben kannst. Außerdem nimmst du nicht nur die einfachsten Umsetzungstipps mit, sondern lernst auch, wie du das Ganze konkret in deinem Alltag in der Küche umsetzen kannst. Einfacher geht's nicht.

Meine Absicht ist, dir Ayurveda so einfach wie möglich zugänglich zu machen. Komplexität wegzulassen, sodass nur das übrig bleibt, was du wirklich brauchst, um loszulegen und die grundlegenden Prinzipien in deinen Alltag zu integrieren. Prinzipien, die sofort einen Unterschied machen, dahingehend, wie du dich fühlst, wie du mit dir selbst umgehst und wie du dich selbst wahrnimmst. Denn eines der größten Probleme beim Thema Ayurveda und Ernährung ist, dass wir es uns zu kompliziert machen und den Anspruch zu hoch hängen. So kompliziert, dass unser Verstand sofort tilt und denkt: »Das passt nicht zu mir. Das passt nicht in mein Leben. Das ist zu aufwendig.« Die Wahrheit über Ayurveda ist aber: Es ist ein System, das so unglaublich intuitiv und natürlich für unseren Körper ist, dass jede Zelle sofort aufatmet und denkt: »Endlich!«

In unseren Kursen bekommen wir oft Dinge zurückgemeldet wie »Ich habe endlich zehn Kilo verloren« oder »Mein Blähbauch ist weg, meine Haut ist besser geworden und ich werde kaum noch krank«. Das allein ist schon gigantisch. Dass die Veränderungen aber auch eine ganz andere Ebene betreffen, belegen Aussagen wie »Ich bin auf einmal viel selbstbewusster«, »Ich kann viel leichter Nein sagen«, »Die Beziehung zu meinen Kindern/meinem Partner ist viel besser geworden«. Du hältst einen powervollen Schlüssel in der Hand, der dir ermöglicht, mehr das Leben zu leben, das du dir wünschst. Lass uns loslegen!

WAS DICH ERWARTET

Das Wichtigste in unserem Leben ist unsere Gesundheit. Ist diese angeschlagen, ist alles andere eingeschränkt. Je weniger unser Körper funktioniert, desto mehr sind wir abgelenkt. All unsere Energie, die uns sonst für ein erfülltes und glückliches Leben zur Verfügung stehen würde, wird abgezogen und in die Regeneration gesteckt. Warum ist das so? Weil in der Natur immer Prioritäten gesetzt werden. Es wird immer das zuerst getan, was am wichtigsten ist. Es wird das kompensiert, was aus dem Gleichgewicht ist. Und da unser Körper die absolute Voraussetzung dafür ist, dass unsere Seele die Erfahrungen machen kann, für die sie hier ist, hat körperliches Gleichgewicht Priorität.

Aber ist das auch bei dir so? Hat dein körperliches Gleichgewicht auch für dich Priorität? Und was genau bedeutet das eigentlich? Ist es nur die Abwesenheit von Krankheiten? Im Ayurveda umfasst es viel mehr als das. Solange wir aber glauben, dass Gleichgewicht – oder sagen wir besser Gesundheit – bedeutet, dass wir nicht krank sind, werden wir nicht dafür sorgen können, unser körperliches Maximum zu erreichen. Weil wir dann nämlich kein Bewusstsein dafür entwickeln, dass erstens etwas nicht im Gleichgewicht ist und dass es uns zweitens viel besser gehen könnte. Und genau darum geht es in diesem Buch. Zuerst will ich dein Bewusstsein dafür schulen, was Gleichgewicht aus der ayurvedischen Perspektive bedeutet. Dann möchte ich, dass dir bewusst wird, wo du selbst nicht im Gleichgewicht bist, und anschließend zeige ich dir den Weg, wie du dieses Gleichgewicht kreieren kannst – oder etwas kühner formuliert: wie du dich physiologisch und mental-emotional so ins Gleichgewicht bringst, dass du all deine Kapazitäten darauf verwenden kannst, deine Lebendigkeit vollständig zum Ausdruck zu bringen. Um dein Potenzial zu leben. Und – was soll ich sagen – dein Leben in vollen Zügen zu genießen. Denn wenn nicht dafür, wofür sind wir dann hier?

An dieser Stelle ein kleiner Disclaimer: Je nachdem, wie fortgeschritten dein Ungleichgewicht ist, kann ich natürlich nicht garantieren, dass das, was du in diesem Buch lernst, ausreicht, um dein Gleichgewicht wiederherzustellen. Aufgrund der Art und Weise, wie Krankheit im Körper entsteht (dazu kommen wir am Ende des ersten Kapitels), kann es sein, dass du einen Ayurveda-Mediziner brauchst, der dich mit Anwendungen und Kräutern darin supportet, wieder gesund zu werden. Aber dennoch ist es so, dass das, was du hier mitnimmst, die Grundlage für ein dauerhaft vitaleres und glücklicheres Leben ist.

SO NUTZT DU DIESES BUCH

Lesen ist großartig. Durch Lesen erhältst du theoretisches Wissen. Allerdings ist jedes theoretische Wissen Schall und Rauch, wenn du es nicht in die Tat umsetzt. Daher ist dieses Buch als eine Art Handbuch und Begleiter zu verstehen auf deinem Weg zu einem neuen Alltag, zu gesünderer Ernährung, zu einer liebevollen, fürsorglichen Art im Umgang mit deinem Körper und zum In-die-Hand-nehmen deines Lebens. Dieses Buch soll dir einerseits tiefe Erkenntnisse zu dir selbst ermöglichen, zu deinen Systemen und Gewohnheiten, die dich auf Autopilot den Großteil deines Tages bestreiten lassen. Gleichzeitig bietet es dir handfeste Tools für dein tägliches Leben: Wie funktioniert dein Stoffwechsel, wie funktioniert Ernährung nach den ayurvedischen Prinzipien und – das Wichtigste – wie bekommst du das alles supereinfach und sofort Schritt für Schritt in deinen Alltag integriert? Auch und insbesondere dann, wenn du zwischen Job, Familie, Kids, Hobbys und anderen Verpflichtungen oft den Wald vor lauter Bäumen nicht mehr siehst. Genau dann sind diese Prinzipien besonders wichtig. Denn schnell geraten wir in den Modus zu denken: »Keine Zeit zu kochen. Keine Zeit, mich um mich zu kümmern. Keine Zeit für Me-Time.«

DAS ERWARTET DICH IN DEN VIER KAPITELN

Im ersten Kapitel erfährst du, warum es so wichtig ist, sich gesund zu ernähren, warum uns das aber oft nicht leichtfällt und wie es viel einfacher geht. Außerdem wirst du lernen, dich und dein mental-emotionales System und deine Gewohnheiten besser zu verstehen.

Im zweiten Kapitel lernst du, wie Ayurveda funktioniert, ohne von der Komplexität erschlagen zu werden.

Das dritte Kapitel stellt die Umsetzung in den Mittelpunkt und du beginnst, Schritt für Schritt vorzugehen, um das Gelernte in dein Leben zu integrieren.

Im vierten Kapitel bekommst du von mir meine besten Küchen-Hacks für schnelle und unkomplizierte Mahlzeiten im Alltag.

Und dann gibt es noch den Anhang mit allerlei Goodies und Nachschlagelisten.

DER QUICK-START-GUIDE FÜR UNGEDULDIGE

Ungeduld ist ein Charakteristikum der Vata-Konstitution. Wenn du gerne direkt mit der Umsetzung anfangen willst, ohne zu warten, bis du offiziell bei den Umsetzungskapiteln angekommen bist, habe ich etwas für dich: Im dritten Kapitel findest du ab Seite 94 meinen Quick-Start-Guide – handfeste Tipps, mit denen du direkt schon mal starten kannst, während du gemütlich weiterliest.

MEDITATIONEN

Über das Buch verteilt findest du verschiedene Meditationen. All diese Meditationen habe ich auch eingesprochen und zum Download bereitgestellt. Gehe einfach auf die Seite www.ichgold.de/buchmeditationen und lade sie herunter.

Und jetzt viel Spaß!

KAPITEL 1

Die Kunst, sich dauerhaft gesund zu ernähren

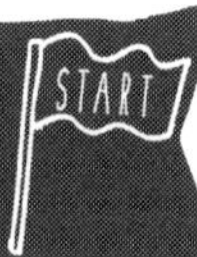

- Ernährungsgewohnheiten dauerhaft ändern
- So funktioniert Gewohnheitstraining
- Die acht Faktoren gesunder Ernährung

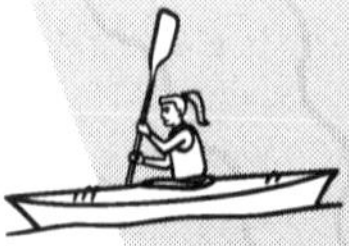

Die Kanutour des Lebens

KAPITEL 2

Das Einmaleins des Ayurveda

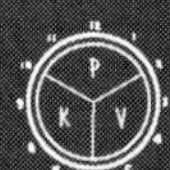

- Die Basics
- Der Stoffwechsel: Die Grundlage deiner Gesundheit
- Die sechs Stufen der Krankheitsentstehung

KAPITEL 4
Easy Ayurveda in der Küche

- Meine besten Kitchen-Hacks
- Ernährungstemplates: Ganz einfach ayurvedisch kochen
- Die wichtigsten Zutaten

KAPITEL 3
Die Umsetzung im Alltag

- Die Anwendung der acht Ernährungsaspekte

Zum schnellen Starten für Eilige

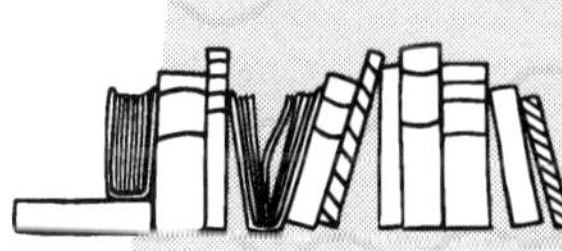

Anhang

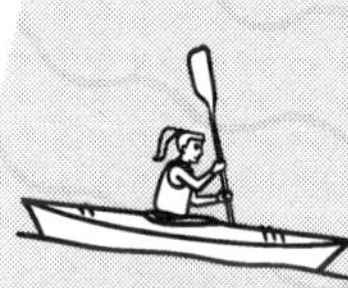

Deine einzigartige Kanutour geht weiter ...

1

Die Kunst, sich dauerhaft gesund zu ernähren

Ernährung ist aus ayurvedischer Sicht die Grundlage für ein gesundes und glückliches Leben. In diesem Kapitel lernst du die acht Faktoren gesunder Ernährung kennen und wie du sie in Relation zu deinen Ernährungsgewohnheiten setzt. Du entlarvst das mental-emotionale System, das dich bisher davon abgehalten hat, deine Ernährung dauerhaft zu ändern, und erfährst meine drei besten Gewohnheitstrainingstools, die dir die Umsetzung kinderleicht machen und die dir garantieren, dass deine neuen Routinen auch den Urlaub, eine Krankheit und die Hochzeit deiner besten Freundin überdauern.

ERNÄHRUNGSGEWOHNHEITEN DAUERHAFT ÄNDERN

Meine Suche nach Gesundheit oder bessergesagt nach dem Körper, der mir ein besseres Gefühl verschaffen sollte, hat schon früh begonnen. Ich erinnere mich daran, schon als sehr kleines Kind unzufrieden mit meinem Körper gewesen zu sein, insbesondere mit seinen Ausmaßen. Ich weiß noch genau, wie ich in meinem roten Turnanzug in der Grundschule in der Turnhalle stand. Der Anzug war so ähnlich wie ein Body, wie ihn kleine Babys tragen, mit kurzen roten Ärmchen. Der Stoff war leicht angeraut und ganz weich. Ich fühlte mich unwohl, wie bloßgestellt. Und so stand ich da in einer Reihe mit meinen Klassenkameraden. Zwei meiner Mitschüler wurden ausgewählt als Kopf der jeweiligen Mannschaft. Sie durften sich abwechselnd ein Kind aussuchen aus unserer Reihe, das dann in ihrer Mannschaft mitspielen würde. Ich betete jedes Mal, dass entweder ich oder eine meiner Freundinnen auswählen durfte, dann konnte ich sichergehen, den peinlichen Moment zu vermeiden, als eine der Letzten übrig zu bleiben. Was für ein furchtbares Gefühl. Wie Frischfleisch im Supermarkt begutachtet und bewertet zu werden nach dem Nutzen für die eigene Mannschaft.

Ich war als Kind immer pummelig. Speckröllchen hier und da. Aus heutiger Sicht als Mutter zuckersüß. Mit rosigen, runden Apfelbäckchen und einem fröhlichen Gemüt. Aber ich fand es schon sehr früh furchtbar. Ich wusste zwar, dass meine Mitschüler nach unterschiedlichsten Kriterien auswählten, welches Kind sie in ihrer Mannschaft haben wollten. Für mich fühlte es sich aber immer an, als wäre ich zu dick, zu langsam und zu ungeschickt. Zugegeben, Ballsport oder auch schnell rennen war noch nie meine Stärke. Ich mochte turnen, tanzen und Dinge wie Seilspringen. Und doch fühlte es sich für mich so an, als wäre mein Körper einfach zu plump und unförmig, um gewählt zu werden. Außerdem war früh gewählt zu werden gleichbedeutend mit beliebt sein. In meiner Logik war mein Körper daran schuld, dass ich nicht beliebt genug war, um als eine der Ersten gewählt zu werden.

Natürlich ist das nur ein kleiner Auszug aus meiner Wahrnehmung von damals, denn ich hatte viele Freunde und eine fröhliche, behütete Kindheit. Und doch – die Feindschaft mit meinem Körper hat schon sehr früh begonnen.

WOHER UNSER KÖRPERBILD KOMMT

Warum sind wir nicht maximal begeistert von dem Wunder unseres Körpers und huldigen ihm und ehren ihn so, wie es ihm gebührt? Ich glaube, wir lernen sehr früh – also wirklich sehr, sehr früh – vor allem durch Beobachtung, wie viel Wert dieser Körper hat. Wir gucken uns das von unseren Eltern, Geschwistern oder anderen uns sehr nahestehenden Menschen ab. Wie gehen sie mit ihrem Körper um? Was hat ihr Körper für einen Stellenwert für sie? Mit welchen Gewohnheiten gestaltet man sein Leben? Wie wird gegessen? Bewusst oder nebenher? Wird mit frischen Zutaten gekocht oder wird etwas aus einer Plastikverpackung oder Dose genommen? Wie ist die Stimmung bei Tisch? Ist die Mutter permanent auf Diät? Wird geraucht oder viel Alkohol getrunken? All diese Dinge und noch viele, viele mehr nehmen wir als Kinder ungefiltert auf. Wir lernen auf diese Weise, wie man mit sich selbst umgeht und was es für einen Stellenwert hat, sich fürsorglich um sich selbst zu kümmern – oder eben auch nicht.

Ganz wichtig ist mir, an dieser Stelle gleich die Schuldfrage auszuschließen. Denn ja, die Wahrscheinlichkeit ist groß, dass du vieles von deinen Eltern übernommen hast, dass dein Elternhaus und die Art und Weise, wie du dort aufgewachsen bist, welche Erfahrungen du gemacht hast, dazu beigetragen haben, wie es dir heute mit dir geht. Aber: *No one is to blame.* Niemand ist schuld daran. Was auch immer unsere Eltern getan haben, haben sie nicht gemacht, um uns zu schaden. Sie haben ihr Bestes gegeben – auch, wenn es in unseren Augen nicht besonders viel oder ausreichend war. Sie selbst steckten sehr wahrscheinlich in unaufgelösten Mustern und innersten Überzeugungen fest. Solange wir uns nicht die Arbeit machen, aktiv durch persönliche Weiterentwicklung aus den Fesseln unseres inneren Systems herauszuwachsen, so lange sind wir Opfer dieser inneren Steuerung und laufen, wie mein Yogalehrer immer sagte, auf Autopilot. Das macht unsere Erfahrungen mit unseren Eltern natürlich nicht besser oder weniger schmerzhaft. Doch es lässt sie in einem neutraleren Licht erscheinen. Unsere Eltern haben ihr Möglichstes gegeben, und auch wenn es für uns nicht immer so aussieht, haben sie doch in jedem Moment in einer für sie positiven Absicht gehandelt.

Zudem hat dich jede Erfahrung, die du gemacht hast – sei sie schön, inspirierend und voller Liebe oder schmerzhaft, anstrengend oder gar traumatisch –, zu dem Menschen gemacht, der du heute bist. Und du bist wundervoll. Auch und insbesondere mit den Eigenschaften, die dir nicht gefallen. Die vielleicht sogar dysfunktional sind und die du von deiner Familie übernommen hast. All diese Teile sind ein Rädchen in deinem Getriebe – dem Getriebe, das dich zu deinem vollen Potenzial führt. Mein Yogalehrer Clive Sheridan sagte immer, alle Erfahrungen, insbesondere die schmerzhaften, seien »powerful seeds for transformation«, also kraftvolle Samen für unseren Weg zur Transformation, für den Weg von dem Zustand, in dem wir waren, in den Zustand, in den wir uns hineinentwickeln.

Hast du schon mal eine schmerzhafte Erfahrung verteufelt? Hast du dich gefragt: »Warum ich?« Vielleicht hast du gewütet, dich verkrochen oder Träne um Träne geweint. Bis du eines Tages zurückgeschaut hast und in dem Schmerz und dem Weg, den du gegangen bist, eine tiefe Weisheit entdecken konntest, eine Weisheit, die Teil deiner Persönlichkeit geworden ist, eine Weisheit, die du nicht mehr missen möchtest und die jetzt dazu beiträgt, dass du wacher, glücklicher, liebevoller, erfolgreicher, gesünder sein kannst. Und auf einmal kannst du sehen, dass das Tal, durch das du gegangen bist, ein so wichtiger Bestandteil war für das Entstehen dieser Weisheit, dass du sogar an den Punkt kommst, dankbar zu sein für diese Erfahrung, so schmerzhaft sie auch gewesen sein mag.

Genau das ist das Thema dieses Buches. Es geht darum, erst einmal zu erkennen, was du mitbringst an Erfahrungen, Gedanken, Gewohnheiten und Grenzen, die sich in deinem aktuellen Leben zeigen. Was denkst du über dich und deinen Körper? Welche Auswirkungen haben diese Gedanken in deinem täglichen Leben und Erleben? Wie machen sie sich in deinem Körper, in deinen Zellen bemerkbar? Wie beeinflusst dein Bewusstsein deinen Gesundheitszustand? Denn darum geht es beim Ayurveda.

WARUM ES SO SCHWER IST, GEWOHNHEITEN ZU ÄNDERN

Me-Time war für mich der Durchbruch. Aber was bedeutet Me-Time eigentlich? Allgemein gesagt ist das die Zeit, die man sich speziell für sich selbst und die eigenen Bedürfnisse nimmt. Wie genau das bei jedem Einzelnen aussieht, kann ganz unterschiedlich sein. Für mich ist Me-Time die Zeit, die ich bewusst wähle, um mir Gutes zu tun und meine Batterien aufzuladen. Das kann meine Morgenroutine sein, also Yoga, Meditation und Journaling, oder die bewusste Entscheidung, früher ins Bett zu gehen. Es kann aber auch daraus bestehen, dass ich etwas Leckeres koche, ein gutes Buch lese, ein Bad nehmen oder jegliche andere Tätigkeit, bei der ich regeneriere und in meinen Rhythmus finde.

Ich bin (wie viele von uns, insbesondere Frauen) wahnsinnig gut darin, mit meinen Antennen alles Mögliche zu empfangen: Was brauchen die Kinder? Was benötigt mein Mann? Was muss noch alles für den Job erledigt werden? Was braucht unser Team? Und so weiter und so weiter. Das alles nehme ich nicht nur wahr, sondern habe auch den Anspruch an mich, all diesen Bedürfnissen gerecht zu werden. Wie du dir vorstellen kannst und wahrscheinlich aus eigener Erfahrung weißt, ist das unmöglich, um nicht zu sagen, selbstzerstörerisch. Denn worauf ich den Großteil meines Lebens nicht besonders gut geachtet habe, war mein eigenes Wohlbefinden. Mir ging es eigentlich nur darum, dass ich und mein Körper möglichst effizient und lückenlos funktionieren, damit ich alle Punkte auf der To-do-Liste abarbeiten konnte. Ich war in einer Art Dauer-Hustle, in ständiger, latenter, leiser Alarmbereitschaft, um allen und allem anderen zur Verfügung zu stehen. Das funktionierte immer eine Weile lang gut, bis es nicht mehr gut ging. Und dass es mir nicht gut ging, habe ich erst verstanden, wenn ich richtig krank war. Ich hatte häufig Mandelentzündungen, mehrmals im Jahr und immer so schlimm, dass ich ein Antibiotikum nehmen musste – das volle Programm. Wenn es keine Mandelentzündung war, hatte ich Magenschleimhautentzündungen oder eine Erkältung. Ich war ständig krank. Und was soll ich sagen: Ich fand das so richtig fürchterlich. Meine Herren, war ich genervt: schon wieder krank! Im Grunde war ich immer beleidigt, weil ich ausgebremst wurde von meinem eigenen Körper. Es war, als würde er gegen mich arbeiten! Oder war es andersherum? Heute weiß ich, dass das die eigentliche Wahrheit war, aber es sollte eine Weile dauern, bis ich das herausfand.

Ich war damals überzeugt, dass ich eine verantwortungsvolle Frau war, der ein gesunder Lebensstil und gesunde Ernährung sehr wichtig sind. Verrückt, oder? Genau das höre ich auch heute noch oft von den Zuhörerinnen und Zuhörern bei meinen Vorträgen. Ich glaube, das ist eines der größten Probleme überhaupt: Wir sind uns sicher, uns gut zu ernähren und gesund zu leben. Aus ayurvedischer Sicht machen wir aber vieles, was uns überhaupt nicht guttut, und leben konträr zu unserem Rhythmus. Und dann wundern wir uns, dass wir uns nicht wohlfühlen und dass die Zivilisationskrankheiten immer mehr zunehmen.

Aber zurück zu mir. Mein Immunsystem war nicht auf der Höhe. Ich war auf der Suche nach Wohlbefinden. Viel Bewegung hatte ich. Jahrelang habe ich regelmäßig ein Fitnessstudio besucht und sogar selbst Fitnesskurse unterrichtet. So habe ich mir damals mein Grafikdesignstudium finanziert. Dann kam Yoga, das die Aerobic-Kurse ersetzte. Und irgendwann stieß ich auf Ayurveda. Ich war sofort begeistert. Kennst du diesen Moment, wenn du weißt: »Das ist es«, weil du es tief in dir spürst? Genau so war es. Als würden alle meinen Zellen schreien: »Jaaaaaa! Endlich!«

Ich war sofort hin und weg und wusste: »Das ist der Weg.« Ich machte eine Ernährungsberatung. Diese war, gemessen an meinem damaligen Budget, sehr teuer. Aber ich wollte sie unbedingt machen. Mein Gedanke war: Nach all den Jahren auf der Suche nach der »richtigen« Ernährung gibt es jetzt die Möglichkeit, meinen individuellen Ernährungsplan zu bekommen. Einen Ernährungsplan, der perfekt zu meiner Konstitution passt. Die Ernährungsberatung war super und ich habe viel über mich gelernt. Mein Dosha war Vata-Pitta, was ich nie gedacht hätte. Ich war immer davon ausgegangen, dass ich wohl viel Kapha haben müsste (wenn du mit den Begriffen nichts anfangen kannst: Relax, wir gehen später noch im Detail darauf ein). Ich bekam einen seitenlangen, detaillierten Ernährungsplan, nach dem ich mich richten sollte, eine lange Liste voller Lebensmittel, hinter denen jeweils vermerkt war, ob ich sie meiden oder nur selten oder gern häufig essen sollte, da sie gut für mich waren. Außerdem stand dort, wie viele Stunden Schlaf ich brauchte, wann ich am besten ins Bett gehen sollte und dass ich mir meine Füße am besten mit Olivenöl massierte.

Ganz schön viel. Da ich zu den Menschen gehöre, die es mögen, wenn ihnen ein Plan sagt, wo es langgeht, fing ich an. Ich verbrachte viel Zeit in der Küche, um meine Mahlzeiten zuzubereiten – und gleichzeitig kamen mir die Essenspausen zwischen den Mahlzeiten ganz schön lang vor. Außerdem war ich nur noch mit meiner Liste unterwegs, um immer nachzuschauen, ob ich etwas essen durfte oder nicht. Wie es bei den meisten von uns ist, wollte ich es gerne richtig machen, also so richtig richtig! Das hatte zur Folge, dass die Nahrungsmittel, die ich eher reduzieren sollte, in meiner Bewertung zu »schlechten Nahrungsmitteln« wurden, also zu solchen, die ich nicht essen durfte.

Außerdem war ich hin- und hergerissen. Einerseits genoss ich die klare Ausrichtung und das Gefühl, es »richtig« zu machen. Andererseits war es wahnsinnig anstrengend: Ich war latent gestresst, wenn wir außer Haus essen gingen oder bei Freunden eingeladen waren. Natürlich hielt ich mich dort nicht an den Plan, so kompliziert wollte ich nun auch nicht sein. Allerdings hatte ich dann ein wahnsinnig schlechtes Gewissen, denn schließlich hatte ich mich nicht an den Plan gehalten. Ich habe das Ganze circa zwei Monate durchgehalten. Dann habe ich schleichend wieder aufgehört. Ist das nicht verrückt? Ich hatte durchaus gemerkt, wie gut mir die veränderte Ernährung körperlich tat, und doch habe ich es nicht durchgehalten. Der Druck war einfach zu hoch. Aber woher kam der Druck? Na ja: von mir natürlich. Doch ich wusste keine andere Möglichkeit. Ich war immer noch völlig überzeugt vom Ayurveda, auf einer Ebene zumindest, ich wusste nur nicht, wie ich das hinbekommen soll. Es war zu komplex, zu anstrengend, zu wenig kompatibel mit meinem restlichen Leben, also definitiv nicht alltagstauglich.

Genau das höre ich auch oft von anderen: »Ich finde Ayurveda superspannend, aber es ist zu schwierig und zu komplex, um es in mein Leben zu integrieren.« Ich kenne den Frust, der damit einhergeht; ich kenne auch das schambesetzte Gefühl, das da mitschwingt: Ich bin zu schwach, zu undiszipliniert. Mittlerweile weiß ich, dass nur ein kleiner Teil dessen, was wir brauchen, um unsere Ernährung wirklich dauerhaft zu verändern, das Wissen darum ist, was wir tun müssten. Ganz ehrlich, vieles davon wissen wir längst: weniger Zucker, weniger Weißmehl, weniger Kaffee und Alkohol, dafür mehr frisches Gemüse und Obst, am besten regional und saisonal, sowie selbst gekochte Mahlzeiten. Das ist kein Geheimnis und alles andere als Raketenphysik. Das fehlende Wissen kann es also nicht sein. Was uns hindert, ist nicht das Was, sondern das Wie: Wie können wir dauerhaft unsere Ernährungsgewohnheiten verändern? Der Schlüssel ist der gleiche wie bei allen anderen Gewohnheiten auch.

Man sagt, wir bestehen zu etwa 95 Prozent aus Gewohnheiten. Rund 95 Prozent von dem, was wir tun, tun wir also nicht bewusst, sondern gesteuert durch unseren Autopiloten. Wir machen dies, weil wir es irgendwann mal so gelernt und schließlich so verinnerlicht haben, dass diese Muster in unserem Bewusstsein eine oder mehrere Stufen tiefer gerutscht sind und dort nun energieeffizient abgerufen werden, ohne dass wir bewusst darüber nachdenken müssen. Das minimiert den Aufwand, den unser Gehirn in die Aufgabe investieren muss.

Nehmen wir an, wir lernen irgendetwas neu, zum Beispiel Schreiben. Unsere kleine Tochter Tilda ist gerade sieben. Sie geht in die zweite Klasse und hat letztes Jahr Schreiben und Lesen gelernt. Zu Beginn hat sie die einzelnen Buchstaben nur abgemalt. Dann hat sie gelernt, welcher Laut zu diesem Bild gehört, und später wurden die einzelnen Buchstaben zusammengesetzt. Dann hat sie angefangen, einzelne Wörter und später ganze Sätze zu lesen. So süß! Am Anfang klingt das noch so: »Aaaaaaaappppppffffffääääääääällll. Apfel.« Mittlerweile schreibt sie flüssig, wenn auch noch nicht mit der korrekten Rechtschreibung. Wenn sie Sätze liest, klingen die schon ziemlich richtig. Und in Kürze wird es so fließend sein, dass man die Wörter und Sätze sofort versteht. Wenn sie das noch eine Weile macht, wird sie irgendwann sogar Wörter lesen können, bei denen einige Buchstaben fehlen: »Lngsm wrds cht kmplzrt.« Wir, die wir seit Jahren lesen und schreiben können, haben das sofort entziffern können. Denn unser Verstand hat das Lesen und das Wahrnehmen von Wörtern so automatisiert, dass er es sogar unter erschwerten Bedingungen mühelos kann: »Langsam wird's echt kompliziert.« Buchstaben und Wörter sind tief in unserem Bewusstsein gespeichert, sie abzurufen, kostet uns kaum Energie.

So ist es auch mit allen anderen Gewohnheiten: deine gesamte Morgenroutine, die Art und Weise, wie du deine Zähne putzt, ob du erst die linke oder die rechte Socke anziehst, wann du das erste Mal auf dein Telefon schaust und natürlich auch, was, wann und wie du isst. Alles. Verrückt, wenn man sich mal bewusst macht, wie viele Dinge wir ständig, aber unbewusst und nur durch unsere Gewohnheiten gesteuert tun. Ich tippe diese Zeilen gerade im Zehnfingersystem, und zwar blind. Das habe ich mir mal aus Lust an der Freude als Kind selbst beigebracht. Es beeindruckt mich selber immer wieder, wie meine Finger über die Tastatur fliegen und die (zumeist) richtigen Tasten treffen. Alles automatisiert. Alles Gewohnheit.

Darum ist es wichtig, erst mal die Gewohnheiten ans Licht zu bringen, die unseren Tagesablauf bestimmen und die unseren aktuellen Ernährungsgewohnheiten zugrunde liegen. Das geschieht im nächsten Kapitel. Dann machen wir einen kleinen Abstecher dorthin, wo diese Gewohnheiten herkommen. Denn mitunter ist ein tieferes System oder ein Glaubenssatz der Motor hinter den Gewohnheiten. Vielleicht ist es eine unbewusste Verbindung zu deinen Eltern, weil die auch immer Schweinshaxe gegessen haben. Oder du isst noch heute deinen Teller leer, auch wenn du schon satt bist, weil das früher bei dir zu Hause eben so gemacht wurde. Oder du isst ständig *on the go*, weil in deiner Familie gemeinsames Essen nie eine Rolle gespielt hat. Wenn wir diese Fesseln gekappt haben, können wir anfangen, mithilfe der Prinzipien des Ayurveda neue Gewohnheiten zu bauen. Das ist natürlich kein stringenter Prozess: Gewohnheit gefunden, Glaubenssatz entlarvt und gewandelt, neuen implementiert, neue Gewohnheit erschaffen, fertig – ganz so einfach ist es nicht. Manchmal braucht es mehrere Schleifen oder beständiges Dranbleiben an hartnäckigen Aspekten unserer Gewohnheiten, die wir einfach nicht geändert bekommen. Dann müssen wir vielleicht noch mal genauer hinschauen. Grundsätzlich kannst du dir aber merken, dass der Prozess immer aus beiden Ebenen besteht: der Inhaltsebene oder auch Handlungsebene, auf der sich die Gewohnheit abspielt – also was ich tue oder unterlasse –, und der mental-emotionalen Ebene, die tiefer liegt und das System repräsentiert, das mich etwas tun oder unterlassen lässt. Das System umfasst die eigene Identität, die Glaubenssätze und die inneren Überzeugungen, die dahinterstehen. Wichtig ist dabei zu wissen, dass der Kopf immer über den Körper gewinnt. Das mental-emotionale System ist stets stärker als die Handlungsebene.

Mit unseren Gewohnheiten ist es wie mit einem Eisberg. Sie sind der Teil, der oberhalb der Wasseroberfläche sichtbar ist. Ihr Motor und damit ihr Ursprung liegen allerdings unter der Wasseroberfläche. Dort befindet sich unser mental-emotionales System. Die Dinge, die schon vollkommen automatisiert und verstaubt in den Tiefen unserer gedanklichen Bibliothek abgelegt sind. Sie sind so tief in unser Nervensystem eingraviert, dass es uns vorkommt, als wären sie unveränderbare Teile unseres Selbst.

Wir versuchen, uns die Schokolade oder den Kaffee zu verkneifen, obwohl unser System etwas anderes sagt. Da dieser Teil stärker ist, wird er immer gewinnen. Die erste Krankheit oder der erste Urlaub werden dazu führen, dass wir in Kürze wieder da stehen, wo wir vorher waren. Das größte Problem ist dann, dass wir uns entwerten. Und genau diese Entwertung ist das Öl im Feuer der Gewohnheiten. Die Selbstentwertung, die Scham und die Schuldgefühle sind das, was unser altes System immer stärker werden lässt. Wie ein Teufelskreis.

Was wir brauchen, ist Milde. Wir müssen lernen, uns selbst mitfühlend zu begegnen und die Grenze anzuerkennen, vor der wir stehen. Die einzige Chance, langfristig etwas zu verändern, liegt in einem liebevollen Umgang mit uns selbst.

Dann werden das Gewohnheitstraining und die Tools, die ich später noch mit dir teile, ein Ausdruck deiner Selbstliebe anstatt ein Überlistungsinstrument zu sein. So wird das Ändern von Gewohnheiten gleichzeitig zu einem optimalen Training, um zu lernen, dich lieber zu mögen. Diese Selbstliebe und deine Selbstfürsorge sind der Schlüssel zu dem Leben, das du dir wünschst.

Lass uns zunächst gemeinsam in die Welt der Ernährung und des Ayurveda eintauchen. Lass uns herausfinden, woher unsere Ernährungsgewohnheiten kommen, wie die aktuelle Schieflage ist und wie wir in sie hineingeraten sind. Den Istzustand zu erkennen, ist der perfekte Ausgangspunkt, um ihn zu ändern.

Also, lass uns loslegen.

WAS IST EINE GESUNDE ERNÄHRUNG?

Wir alle wollen uns gesund oder zumindest besser ernähren. Bleibt die Frage, was eigentlich gesund bedeutet. Vor ein paar Jahren antworteten Menschen darauf Folgendes: »Ich esse kaum Fett und viel vollwertiges Getreide.« Heute klingt das eher so: »Ich esse viel Salat und kaum Fleisch.« In den letzten Jahren ist noch »Ich versuche Kohlenhydrate (oder Weizen) zu reduzieren (oder gar zu vermeiden)« hinzugekommen. Wer Yoga macht, ergänzt oft: »Ich trinke regelmäßig grüne Smoothies«, mitunter gefolgt von: »Ich nehme keine Milchprodukte zu mir, ernähre mich also überwiegend vegan.«

Was?! Über Jahrtausende haben unsere Vorfahren gut gelebt von dem, was natürlicherweise um sie herum zur Verfügung stand – warum soll es also auf einmal gesünder sein, exotische Beeren aus den Tropen zu importieren, veganes Proteinpulver in einem grünen Saft zu trinken und all die Nahrungsmittel vom Ernährungsplan zu streichen, die bisher immer gut funktioniert haben?

Die meisten von uns haben ein Bewusstsein dafür und ein Bedürfnis danach, sich »gesund« zu ernähren. Aber was genau das bedeutet, weiß heute kaum noch jemand. Mein Eindruck ist vielmehr, dass wir verwirrter sind denn je. All die tollen Studien und Untersuchungen, was unser Körper braucht, welche Nahrungsmittel für ihn geeignet sind und welche nicht, bringen uns immer weiter weg von unserer Intuition und unserem Körpergefühl. Hinzu kommt die Angst vor Krankheiten: Dies oder jenes soll Krebs fördern oder Alzheimer begünstigen, wieder anderes erhöht angeblich das Herzinfarkt- oder Diabetesrisiko. Hand aufs Herz: Ich kenne das Bedürfnis, es richtig zu machen, das meist diesen Entscheidungen zugrunde liegt, wirklich gut. Mich hat es auch angetrieben. Zusammen mit einem Körperkult, der ein Idealbild transportiert, das für die meisten von uns unerreichbar ist, wird das Bedürfnis nach der richtigen Ernährung noch brisanter. Und doch ist es verrückt, wie weit wir uns von einer natürlichen Ernährung entfernt haben.

Ein Kernproblem ist meiner Meinung nach die Ernährungsindustrie. Damit will ich nicht sagen, dass sie allein Schuld hat. Natürlich ist sie auf Profit bedacht, aber letztendlich bedient sie das, was wir fordern, denn die Nachfrage regelt das Angebot. Die meisten von uns möchten jederzeit alle Nahrungsmittel möglichst günstig zur Verfügung haben. Ich kenne Menschen, die sogar im Winter Erdbeeren kaufen. Und wenn Zigtausend Yogis auf einmal Açai-Beeren in ihrer Buddha Bowl haben wollen, dann wird in der Industrie natürlich auf Açai-Beeren gesetzt.

Wenn der Trend Low-Fat ist, wie es vor ein paar Jahren der Fall war, gibt es auf einmal alle Produkte in der Lightversion. Egal, ob Joghurt, Wurst, Käse oder Ähnliches, alles wird chemisch verändert, sodass der Fettanteil reduziert ist. Der Kohlenhydrat-Verteufelungstrend führte im Anschluss dazu, dass man beim Bäcker um die Ecke jetzt Low-Carb-Brot bekommt. Verrückt.

Das Ganze gibt es natürlich auch andersherum. Die Nahrungsmittelindustrie wittert mehr Gewinn und schon werden Millionen von Tiere auf unwürdig wenig Platz gehalten. Sie werden mit Medikamenten vollgepumpt, die sie davon abhalten sollen, die Krankheiten zu bekommen, die sie nie bekommen würden bei artgerechter Haltung. Oder es werden Nahrungsmittel verkauft, die wie Käse, Wurst oder Brot aussehen. Schaut man aber genauer hin und liest die Liste der Inhaltsstoffe, bestehen sie nicht aus den herkömmlichen Zutaten, sondern wurden zu großen Teilen im Chemielabor gefertigt. Ich finde es sehr eigenartig, wenn Tomaten auch nach zwei Wochen nicht ein Anzeichen von Qualitätsveränderung zeigen. Da frage ich mich: »Wie viel Tomate ist noch in der Tomate?«

Wir haben uns in der Rationalisierung von Ernährung verrannt! Keiner weiß mehr, was wirklich gesund ist. Wissenschaftler erforschen unter ihren Mikroskopen die

Zusammensetzung von Nahrungsmitteln. Und wenn sie Nährstoffe finden, von denen sie glauben, dass diese wertvoll sind für unseren Körper, dann gibt es einen neuen Trend. Diesem folgen wir dann. Erklären sie, dass Fett böse ist, weil es unseren Cholesterinspiegel steigen lässt und so die Herz-Kreislauf-Gesundheit gefährdet, reduzieren wir das Fett. Verkündet die Forschung, Kohlenhydrate machten dick, vor allem am Abend, streichen wir auch diese von unserem Ernährungsplan oder vermeiden sie zumindest abends. Was sollen wir denn noch alles weglassen? Fett, Kohlenhydrate, Fleisch, Milchprodukte – alles gilt bereits als böse. Aber das meiner Meinung nach Verheerendste daran ist, dass wir komplett den Zugang zu unserem Körper verloren haben.

Mein Eindruck ist, dass es beim Thema Ernährung schon lange nicht mehr ums Essen geht, sondern dass es mittlerweile eine spannungsgeladene Schnittstelle ist zwischen

1. dem Wunsch, einem meist unerreichbaren Schönheitsideal zu entsprechen, und
2. der Angst vor schlimmen Krankheiten, die uns gefühlt aus dem Nichts ereilen können, wenn wir das Falsche essen.

Wir haben uns sehr weit von einer natürlichen Herangehensweise an das Thema entfernt. Beide Aspekte, also das gewünschte Schönheitsideal wie auch die Angst vor Krankheiten, entstehen aus einem Mangel: dem Mangel an Selbstwert und an Vertrauen und damit einhergehend aus dem Verlust der Verbundenheit zu unserem eigenen Körper. Je weiter wir uns von unserem Körper entfernen, je weniger wir die Zeichen unseres Körpers zu hören und zu deuten wissen, desto weniger können wir uns darauf verlassen, frühzeitig zu bemerken, wenn etwas nicht stimmt. Wenn wir keine Ahnung haben, wie sich Balance im Verhältnis zu Ungleichgewicht anfühlt, und nicht wissen, wie wir uns dahin bringen können, bleibt uns nichts anderes übrig, als nach außen zu schauen, um zu erfahren, was wir machen sollen. Doch je mehr wir nach außen schauen, desto mehr verlieren wir den Kontakt zu unserer Innenwelt. Und je mehr wir den Kontakt zu unserer Innenwelt verlieren, desto mehr fangen wir an, Bestätigung, Anerkennung und Erfüllung nur noch im Außen zu suchen. Ein Teufelskreis. Und dieser besteht nicht nur im Hinblick auf Ernährung und Gesundheit, sondern betrifft auch andere Bereiche unseres Lebens.

Auf diese Weise wird das Aussehen unseres Körpers unverhältnismäßig wichtig, da wir uns ja nicht mehr über unsere Innenwelt definieren. Damit will ich nicht sagen, mir sei es egal, wie ich aussehe. Ganz und gar nicht. Ich möchte auch nicht behaupten, dass ich aus diesem Drama schon komplett ausgestiegen bin. Was mir aber vollständig bewusst ist – und das möchte ich dir so gerne mit auf den Weg geben –, ist, dass ich am Ende meiner Tage nicht auf dem Sterbebett liegen und denken will: »Hätte ich doch bloß dünnere Oberschenkel gehabt, dann wäre mein Leben bestimmt anders verlaufen.« Aber ich möchte auch nicht bedauern, wie viel Zeit und Kraft ich damit vergeudet habe, mich über meine Oberschenkel aufzuregen oder mich gar für sie zu schämen. Stattdessen möchte ich meine Energie lieber in die Dinge investieren, die mir Freude bereiten.

Deswegen geht es mir darum, immer mehr auszusteigen aus der Suche nach einem Ideal, das nicht meinem Körper entspricht. Das bedeutet nicht, keinen schlanken, fitten, attraktiven und vor allem strahlenden Körper anzustreben; sondern ich meine damit, dass es wichtig ist aufzuhören, Oberschenkeln hinterherzuhungern, die aussehen wie die von Angelina Jolie. Das bedeutet, mich nicht jedes Mal dafür zu entwerten, wenn ich mich im Spiegel sehe, mich nicht jedes Mal runterzumachen und mit Gedanken zu bombardieren, die ich anderen Menschen gegenüber niemals aussprechen würde, egal, wie schrecklich ich sie finde. Es geht vielmehr darum, mit dem, was ist, Frieden zu schließen. Liebevoll mit mir umzugehen und gegebenenfalls herauszufinden, warum ich zu viel oder zu wenig Pfunde auf den Rippen habe. Denn ja, natürlich kann es sein, dass wir ein paar Kilos ab- oder zunehmen möchten, um unser individuelles, persönliches Wohlfühlgewicht zu erreichen. Das können wir aber auch tun, ohne uns für den Istzustand zu verurteilen. Für all diejenigen, die mit ihrem Körper eher auf Kriegsfuß stehen: Ich bin fest davon überzeugt, dass alles, was von unserem physiologischen Idealzustand abweicht, ein zu Materie gewordenes mental-emotionales System ist.

Brauchen wir Schutz, weil es uns schwerfällt, uns abzugrenzen, futtern wir uns vielleicht eine kleinen Wall an, der andere Menschen auf Distanz hält. Oder haben wir den Eindruck, aus irgendeinem Grund zu viel oder überflüssig zu sein auf dieser Welt, dann werden wir vielleicht so leicht und dünn, dass wir kaum sichtbar sind. Das ist natürlich sehr pauschal gesprochen und soll auf keinen Fall heißen, dass exakt diese Systeme dahinterstehen. Die Gründe sind bei jedem von uns sehr individuell. Es soll allerdings eine Einladung an dich sein, genauer hinzuschauen:

Was ist das, was dir an deinem Körper gerade nicht gefällt? Ist er zu schwach oder zu träge? Ist er zu kränklich, zu sensibel, zu schwer oder zu leicht? Was auch immer es bei dir ist: Beginne damit, das, was du vorfindest, als sichtbar gewordenes mental-emotionales Problem zu betrachten. Der Körper hilft dir dabei, das, was in dir drin eventuell in Schieflage geraten ist, besser zu erkennen. Diese Art, den Körper zu sehen, ist ein erster Schritt zu einer liebevolleren Sicht auf ihn. Anstatt ihn zu verteufeln wegen des überschüssigen Gewichts, könntest du ebendieses Gewicht als Indikator dafür nehmen, dass etwas ganz anderes in dir gehört werden will. Um dir diesen Prozess etwas leichter zu machen, habe ich eine Meditation für dich, die dir hilft, deinen Körper zu verstehen.

Meditation **Freunde dich mit deinem Körper an**

Setze dich aufrecht auf einen Stuhl, beide Füße stehen hüftbreit auf dem Boden, oder setze dich mit gekreuzten Beinen auf ein Kissen auf den Boden, sodass deine Knie niedriger sind als deine Hüften. Richte deine Wirbelsäule auf, hebe dein Brustbein und lass bewusst deine Schultern los. Lege deine Hände mit den Handflächen nach oben auf deinen Oberschenkeln ab und bringe Daumen und Zeigefinger zueinander. Entspanne deine Gesichtszüge und deinen Kiefer und löse die Zunge von deinem Gaumen.

Nimm deinen Körper wahr. Mache dir bewusst, wie du dich in ihm fühlst. Nimm wahr, welche Bereiche dir gut gefallen, welche sich gut anfühlen und welche du gerne anschaust. Wie fühlt sich das an? Nimm jetzt die Bereiche wahr, die dir nicht gefallen und die du vielleicht beim Blick in den Spiegel sogar verurteilst. Welche Wertung hast du über sie? Was denkst du? Und was fühlst du, wenn du dir das so bewusst machst? Spüre genau hin. Wie ist es für dich? Fühlst du Scham, Abwehr, Ekel, Entwertung, Wut, Trauer? Was steckt dahinter? Kommen dir Bilder von früher in den Sinn? Welche Gedanken und Erfahrungen assoziierst du mit diesen Bereichen deines Körpers? Nimm wahr, wie es ist, ohne tief in das Gefühl hineinzugehen. Gewinne Abstand zu dem Gefühl. Sei ein Beobachter.

Nutze diesen Moment, um dir bewusst zu machen, wie sehr diese negativen Gefühle und Gedanken in dir präsent sind, auch wenn dir das in dei-

nem Alltag nicht immer klar ist. All diese negativen Gedanken und Gefühle beeinflussen, wie du mit dir umgehst und wie du zu dir bist. Stell dir vor, wie es wäre, wenn du dich mit allen Bereichen wohlfühlen würdest. Stell dir vor, wie es wäre, wenn du Frieden mit diesen Bereichen deines Körpers schließen würdest. Stell dir vor, wie befreit du wärst und wie viel wohler du dich in deiner Haut fühlen würdest. Stell dir vor, wie viel besser es dir gehen würde. Wie viel Energie du freisetzen würdest, Energie, die nicht mehr dabei verloren geht, mit dir selbst so hart ins Gericht zu gehen. Wie wäre das? Wofür in deinem Leben würdest du diese Energie einsetzen? Welches Projekt wünschst du dir schon lange zu starten? Welches Buch zu lesen, welches Hobby kennenzulernen? Welche Reise würdest du gerne mal machen, welchen Job ausprobieren? Welche Freundin mal wiedertreffen, die du lange nicht gesehen hast? Wir verpulvern so viel Energie mit der Entwertung unseres Körpers und mit der Scham, dem Unwohlsein und dem ständigen Wunsch, anders zu sein. Sobald diese Energie frei wird, findest du in deine natürliche Kraft. Kannst du sie schon spüren?

Sitz noch ein paar Momente mit diesem Gefühl und in dieser Möglichkeit. Verbinde dich mit deinem Potenzial.

Bring dann dein Bewusstsein wieder in deinen Körper und in diesen Moment zurück. Lass deine Atemzüge tiefer werden. Komm zurück in diesen Moment und öffne deine Augen.

Lass dich von mir durch die Meditation führen und lade sie dir unter www.ichgold.de/buchmeditationen herunter.

Auch die Angst vor Krankheiten beeinflusst unsere Ernährung. Ich finde es immer wieder herausfordernd, mich davon abzugrenzen, wenn Wissenschaftler in irgendeinem Nahrungsmittel angeblich krebserregende Stoffe finden. Gerade bei all den furchtbaren, lebensbedrohlichen Krankheiten, die heutzutage immer mehr um sich greifen, fällt es mir schwer, nicht in Panik zu verfallen. Meine Antwort ist, mich möglichst wenigen dieser Informationen auszusetzen. Ich will das alles gar nicht wissen. Außerdem gibt es in der Regel irgendwo eine weitere Studie, die in demselben Lebensmittel irgendwelche Stoffe findet, die supergut gegen irgendeine andere Krankheit sein sollen.

Viel wichtiger ist mir zu verstehen, wie diese Krankheiten entstehen. In der Schulmedizin und in den Medien wird es oft so dargestellt, als kämen sie aus dem Nichts. Als würden wir ganz plötzlich Herzprobleme, Diabetes oder Krebs bekommen, ohne dass es dafür ein Anzeichen oder eine Vorgeschichte gegeben hätte. Ayurveda sieht das anders. Im Ayurveda wird das Entstehen von Krankheiten Schritt für Schritt erklärt. Es wird als eine Folge von kleinen Ungleichgewichtszuständen gesehen, die nach und nach immer schlimmer werden, wenn wir sie nicht erkennen und entgegensteuern, um sie wieder auszugleichen. Je besser wir das verstehen, desto mehr können wir uns auf unseren Körper verlassen und darauf vertrauen, dass wir es zum großen Teil selbst in der Hand haben und eine ganze Menge dafür tun können, lange gesund zu bleiben. Auf die Entstehung von Krankheiten gehe ich später noch genauer ein.

Jetzt schauen wir uns erst einmal an, wie Gewohnheiten entstehen, wozu sie dienen und wie wir sie implementieren oder loswerden können.

Kernpunkte

Was wir über uns denken, bestimmt, wie wir mit uns umgehen

Unser Körperbild und wie wir mit uns umgehen haben wir aus unserer Vergangenheit mitgebracht. Solange wir negativ über uns selbst denken und gegen unseren Körper arbeiten statt mit ihm, so lange werden wir keinen natürlichen Zugang zu gesunder Ernährung finden. Alles, was wir in unserem Körper vorfinden, sind zu Realität gewordene Gedanken und innere Systeme. Der Weg zu dauerhaft gesunden Ernährungsgewohnheiten beginnt daher mit dem Auflösen alter Überzeugungen, Glaubenssätze und Identitäten.

Wir laufen fast immer auf Autopilot

Unser Gehirn automatisiert Abläufe, die wir oft wiederholen, um Energie zu sparen für die Dinge, die neu sind. Die meisten Aspekte in unseren Ernährungsgewohnheiten sind tief in unserem System automatisiert. Wir müssen uns daher Zeit geben und milde mit uns sein, wenn wir im Prozess diese alten Strukturen aufbrechen und verändern. Es braucht eine Weile, um unsere Automatisierungen umzuschreiben und neu zu programmieren.

Gesunde Ernährung bleibt unberührt von Trends

Anders als die Schulmedizin und im Gegensatz zu den Trends auf dem Ernährungsmarkt schaut Ayurveda ganzheitlich auf dich und deine Lebenssituation. Dein Körper weiß genau, was er jetzt gerade braucht, um ein eventuelles Ungleichgewicht wieder auszugleichen oder dich optimal in deiner Mitte zu halten. Keine neu entdeckte Frucht aus den Tropen kann daran etwas ändern. Alle notwendigen Informationen liegen in dir.

SO FUNKTIONIERT GEWOHNHEITSTRAINING

Das beste Ernährungskonzept bleibt wirkungslos, wenn es so streng, kompliziert oder auch alltagsfern ist, dass ich es nicht über einen längeren Zeitraum umsetzen kann. Je schwieriger es ist, die Ernährungsform auszuüben im Alltag, desto größer ist die Wahrscheinlichkeit, dass ich es nicht lange durchhalte. Im Durchhalten steckt die Anstrengung schon drin. Meiner Meinung nach sollte ein Ernährungskonzept so sein, dass es für uns mühelos und ohne Anstrengung funktioniert.

Vielleicht denkst du jetzt: »Na, du hast gut reden. Es gibt beim Ayurveda so viele Dinge zu beachten – wie soll das denn mühelos funktionieren?« Ja, ich weiß, es wirkt oft so, als müsstest du zunächst ein paar Jahre lang die ayurvedische Lehre studieren, um dich in ferner Zukunft irgendwann mal optimal zu ernähren. Aber so ist es nicht. Ich habe daraus, wie es für mich funktioniert hat, eine Struktur und eine Herangehensweise entwickelt, die es dir supereinfach macht einzusteigen. Ich habe sie über mehrere Jahre in Onlinecoachingkursen erprobt, weiterentwickelt und verfeinert. Ich zeige dir Schritt für Schritt, wie es funktioniert, und zwar immer unter der Prämisse: *Bloß nicht komisch werden*. Du beginnst mit einem kleinen Schritt, und erst wenn der klappt, machst du den nächsten. Wir wollen nicht von heute auf morgen das Optimum implementieren, sondern einen Weg finden, wie du dauerhaft und ohne Druck, Stress und Verzicht deine Ernährung und deine Ernährungsgewohnheiten verändern kannst. Dazu sind meine Lieblingsgewohnheitstrainingstools sehr hilfreich. *Here we go …*

GEWOHNHEITEN INTEGRIEREN

Wir alle wollen gern von heute auf morgen das erreichen, was wir uns vorgenommen haben. Aber das klappt leider nicht, weil unser mental-emotionales System so nicht funktioniert. Es braucht Zeit zum Umbauen. Unsere Gewohnheiten sind tief in unserem Gehirn gespeichert und lassen sich nicht von heute auf morgen ändern. Das ist auch der Grund, warum man sagt, dass es 30 Tage braucht, um eine Gewohnheit zu integrieren. Ich bin da sogar etwas pessimistischer: In 30 Tagen hast du zwar einen Anker gesetzt und die Ernährungsgewohnheit initiiert. Sie ist aber noch nicht so stabil integriert, dass sie alle Krankheiten, Urlaube und Feste überdauert. Dafür braucht es meiner Erfahrung nach eher etwa sechs Monate. Und auch das ist von Person zu Person unterschiedlich. Denn einigen von uns fallen Struktur und Gleichförmigkeit leicht, da sie in ihrer Konstitution angelegt sind. Bei ihnen geht es wahrscheinlich schneller. Anderen aber fällt die Umgewöhnung eher schwer, da Variabilität oder auch Strukturlosigkeit in ihrem System stecken. Sie brauchen länger, um neue Gewohnheiten zu integrieren.

Motivation und Willenskraft sind keine guten Ratgeber beim Etablieren von Gewohnheiten. Du hast bestimmt schon die Erfahrung gemacht, dass du an einigen Tagen hoch motiviert bist und eisern an der Schokotorte vorbeimarschierst und an anderen mit dir ringst und dann schnell der Schokotorte nachgibst. Deshalb können wir uns nicht auf diese beiden Freunde verlassen. Aber es gibt tolle Tools, die es uns sehr leicht machen, Gewohnheiten zu verändern. Dazu muss man das Prinzip von Gewohnheitsveränderungen verstehen.

Das Verändern von Gewohnheiten geschieht in drei Schritten:

- Initiierung: Der erste Schritt ist das Initiieren der neuen Gewohnheit. Wir müssen erst mal anfangen. Auch in diesem Punkte sind wir alle unterschiedlich: Einigen fällt das Initiieren sehr leicht. Das sind die Gleichen, denen die Struktur eher schwerfällt. Anfangen können sie gut. Sie sind schnell begeistert und haben Lust loszulegen. Nur das Weitermachen und Dranbleiben fällt ihnen schwer. Anderen hingegen fällt es schwer loszulegen. Das sind die Strukturprofis. Sie kommen schwer in die Gänge, aber wenn sie einmal losgelaufen sind, dann bleiben sie auch in Bewegung.
- Optimierung: Der zweite Schritt ist das Optimieren der Gewohnheit. Vielleicht haben wir noch nicht den richtigen Ablauf, die perfekte Uhrzeit oder den richtigen Trigger gefunden, der die Routine anstößt. Es hakt manchmal und es fällt uns schwer, dranzubleiben. In dieser Phase geht es darum, noch mal nachzujustieren. Hier und dort zu drehen, zu schrauben und Verschiedenes auszuprobieren, um herauszufinden, was am besten in unsere Abläufe passt. Ja, auch hier gibt es die Profis unter uns, die es lieben, Prozesse zu optimieren, und die anderen, die dann lieber wieder aufhören, wenn es hakt.
- Automatisierung: Der dritte Schritt ist das Dranbleiben. Kontinuierlich die Verhaltensweise auszuführen, um ihr die Chance zu geben, zur Gewohnheit zu werden, in unserem Bewusstsein immer tiefer zu rutschen und irgendwann so

im Gehirn eingraviert zu sein, dass keine bewusste Entscheidung in das Ausführen mehr involviert ist. Es bedeutet, dass ich sie, fast wie auf Autopilot, ausführen kann, weil die unterschiedlichen Aspekte perfekt zusammenspielen und große Teile des Ablaufes in mein Unterbewusstsein vorgedrungen sind. Das ist wie beim Zähneputzen, Autofahren oder beim Schreiben. Wir müssen nicht mehr über die eigentliche Aktion nachdenken. Wenn wir schreiben, denken wir an die Worte oder das, was wir aussagen wollen, aber nicht an den Akt des Schreibens: Wie muss ich den Stift halten, wie muss ich ihn über das Papier bewegen und wie ging noch mal das F? Darüber brauchen wir nicht nachdenken, das geht vollautomatisch. Das passiert mit deinen Gewohnheiten in der Automatisierungsphase und genau das wollen wir erreichen.

UNGELIEBTE GEWOHNHEITEN LOSWERDEN

Es gibt natürlich nicht nur den Fall, dass wir neue Gewohnheiten implementieren wollen. Gerade beim Thema Ernährung geht es auch darum, dass wir Gewohnheiten loswerden wollen. Wir wollen aufhören, das Stück Kuchen am Nachmittag zu essen, abends die Tüte Chips zu vernaschen oder den Nachschlag zu nehmen. In diesem Fall steht nicht eine neue Gewohnheit im Mittelpunkt, sondern eine alte Gewohnheit soll aus unserem Verhaltensmuster gelöscht werden. Es geht also um ganz andere Aspekte als bei der Implementierung.

Gerade beim Thema Ernährung sind viele Gefühle involviert. Vom ersten Tag an nehmen wir Nahrung zu uns. Haben wir als Babys Hunger, fühlt sich das erst mal nur unangenehm an. Wir haben noch keine Worte und keine Erfahrung, um dieses Gefühl einzuordnen. Also fangen wir an zu schreien. Dann bekommen wir Milch zusammen mit einer Portion Liebe. Entweder direkt an der Brust oder mit einem Fläschchen im Arm. Und was passiert? Das Unwohlsein verschwindet. Wir lernen, dass Nahrung körperliches Unwohlsein verschwinden lässt und Liebe und Wohlgefühl erzeugt. Nahrungsaufnahme, so lernen wir, ist ein Akt der Liebe und hilft uns, uns besser zu fühlen. Das an sich ist nicht dysfunktional, sonst hätte die Natur es nicht so eingerichtet. Das Problem liegt später eher darin, dass wir diese Erfahrung, uns geliebt zu fühlen durch das Genährtwerden, missbrauchen, um einen Mangel an Liebe oder Verbundenheit oder auch Entspannung auszugleichen. Natürlich kommen noch die Systeme hinzu, die wir in unserer Kindheit gelernt haben. Die meisten von uns haben Nahrung auch als eine Form von Belohnung erlebt. Jede dysfunktionale Gewohnheit, die wir rund um das Thema Nahrung und Essen haben, hat ihren Ursprung in einem emotionalen Ungleichgewicht. Egal, ob wir die Schoki nicht sein lassen können oder uns kasteien und ausmergeln bis zur Magersucht, beides ist ein Ausdruck eines emotionalen Problems, das im Ursprung nichts mit Essen zu tun hat, sondern mit einem Mangel an Selbstliebe oder Selbstfürsorge.

Die meisten von uns sind keine Meister darin, unsere tiefen Wünsche und Bedürfnisse zum Ausdruck zu bringen. Wir haben nicht gelernt, aktiv das zu leben, was wir uns wünschen. Oft leben wir nicht in den Verhältnissen, die wir haben wollen. Ob es um die Partnerschaft, die Familie, den Job oder etwas anderes geht: Wenn wir nicht lernen, uns das Leben zu erschaffen, das wir uns wünschen, werden wir nicht aus unserem emotionalen Ungleichgewicht herausfinden. Wenn wir nicht lernen, unser volles Potenzial zu leben und unserer Lebendigkeit Ausdruck zu verleihen, werden wir emotional latent immer im Stress bleiben und dieser emotionale Stress ist das, was wir kompensieren. Die einen mit Arbeit, Sport oder auch Streit, die anderen mit Essen oder manche auch mit Essensverweigerung.

Daher gilt es beim Loswerden von unliebsamen Ernährungsgewohnheiten, immer eine Stufe tiefer zu schauen. Was ist der emotionale Zustand, der mich so handeln lässt? Wie fühle ich mich, bevor ich zu viel esse oder die Dinge zu mir nehme, die mir nicht guttun? Welches Bedürfnis steckt eigentlich dahinter und wie kann ich dieses Bedürfnis anders befriedigen? Finde ich mich jeden Abend auf dem Sofa mit einer Tüte Chips, weil ich das Gefühl habe, mich nach einem anstrengenden Tag belohnen zu wollen? Dann ist es an der Zeit, mich zu fragen, was mir an meinem Tag nicht gefällt und was ihn so anstrengend macht. Wieso ist der Tag so, dass ich mich belohnen muss, ihn bewältigt zu haben? Wie müsste mein Tag sein, damit ich abends erschöpft, aber glücklich auf ihn zurückschaue und mich darüber freue, was ich erlebt und erschaffen habe?

Oder kannst du während der Mahlzeiten nicht aufhören und isst zu viel? Dann ist es Zeit, dich zu fragen, welche Leere du damit füllen willst oder welchen Stress du zu kompensieren versuchst. Kannst du den von deinen Kollegen am Nachmittag angebotenen Kuchen nicht ausschlagen, weil du befürchtest, dass sie dich dann ablehnen? Hast du die Tendenz, dir unbewusst irgendwelche Dinge in den Mund zu schieben, während du am Schreibtisch sitzt? Dann finde heraus, welcher emotionale Zustand dazu führt.

Sobald du den eigentlichen Grund dahinter entdeckt hast, bist du auf dem richtigen Weg. Dann kannst du herausfinden, wie du das eigentliche Bedürfnis befriedigen kannst, ohne auf deine alten Muster zurückzugreifen. Ja, das braucht Zeit. Denn auch diese Muster sind tief in deinem Bewusstsein verankert. Die Verschaltungen deiner Nervenzellen sind über viele Jahre erprobt und automatisiert. Es dauert etwas, dieses System umzuprogrammieren und zu trainieren. Aber es ist möglich. Im dritten Kapitel gehen wir tiefer auf das Thema ein. Dort findest du ab Seite 115 zwei Meditationen, die dir helfen, dem auf die Schliche zu kommen, das dich emotional essen lässt.

Was du allerdings in größeren Mengen brauchst, ist Geduld, Gelassenheit und eine Portion Selbstliebe. Denn solange du dich selbst permanent entwertest, wird es dir schwerfallen, liebevoll und fürsorglich für dich zu sorgen. Nutze das Ändern von Gewohnheiten anhand der Tools, die ich dir vorstelle, als Möglichkeit, mit dir und nicht gegen dich zu arbeiten. An diesem Punkt kommen meine Lieblingsgewohnheitstrainingstools ins Spiel. Sie sind nicht der einzige Weg zu mehr Selbstliebe, aber definitiv eine sehr wichtige Zutat für deine neuen Gewohnheiten.

MEINE DREI LIEBSTEN GEWOHNHEITSTRAININGSTOOLS

Um geduldiger und gelassener zu werden, müssen wir lernen. den Druck und den Anspruch aus dem System zu bekommen. Je mehr Druck wir uns machen, desto mehr Stress erleben wir. Stress ist nicht nur der absolute Stoffwechselkiller (darauf kommen wir später noch zurück), sondern auch etwas, worauf unser System nicht auf Dauer ausgerichtet ist. Dauerhafter Stress macht uns krank, weshalb unser System dafür sorgen will, dass die Dinge, die uns Stress bereiten, aufhören. Machen wir uns also Stress, weil wir neue Gewohnheiten einüben, denkt unser System: »Damit müssen wir dringend wieder aufhören.« Und schon hast du den optimalen Sog der Komfortzone, auch Schweinehund genannt. Wir müssen also lernen, ohne Stress zu arbeiten, und eine Möglichkeit finden, Gewohnheiten in Gelassenheit zu verändern. Wie geht das? Mit meinen drei Lieblingstools: Kaizen, Drei plus und Vier von Sieben.

KAIZEN

Vielleicht hast du von der Kaizen-Methode schon mal in anderen Kontexten gehört, zum Beispiel in der Arbeitswelt. Die Art und Weise, wie wir es hier verwenden, ist eventuell anders, als du sie kennst. Eine Teilnehmerin aus unseren Kursen meinte mal: »Ich kannte dieses Prinzip schon und dachte, als du davon erzähltest: ›Kenne ich, funktioniert nicht, ist nicht so wichtig.‹ Aber als ich begonnen habe, mit diesem Tool wirklich zu arbeiten, und mir den Grundsatz dahinter immer wieder vor Augen geführt habe, ist der ganze Stress von mir abgefallen!« Es lohnt sich also, gut zuzuhören.

Kaizen bedeutet kleine, kontinuierliche Babyschritte. Ich komme eher aus der Hauruckfraktion und möchte eigentlich gerne alles von heute auf morgen komplett umkrempeln. Auch das liegt in meinem Dosha begründet. Natürlich bin ich mit diesem System schon häufig auf die Nase gefallen. Als ich das erste Mal von Kaizen gehört habe, dachte ich: »Laaangweilig. Da klappt doch nie. Wie lange soll es denn bitte schön dauern, bis ich etwas verändert habe, wenn ich so kleine Schritte mache?!« Ich spürte Widerstand und sollte auch noch ein paarmal mit zu großen Schritten scheitern, bis ich es endlich verstanden hatte. Kaizen funktioniert und zwar sensationell. Kaizen ist das Prinzip »Langsam, langsam, es eilt«. Wir machen die Schritte für unsere Implementierung oder beim Loswerden der vorhandenen Gewohnheiten so klein, dass es supereinfach wird, sie auszuführen. Die oberste Prämisse, um Gewohnheiten zu implementieren, zu optimieren und zu automatisieren ist – wie du mittlerweile weißt –, sie möglichst lange auszuüben. Um sie möglichst lange auszuüben, muss es möglichst einfach sein. Denn je schwieriger oder anstrengender es wird, desto mehr Stress kommt auf. Je mehr Stress du verspürst, desto größer ist die Wahrscheinlichkeit, dass du in Kürze wieder aufhörst. Eine meiner Lehrerinnen sagte immer: »It's so easy you can't say no.« Wir wollen die Äpfel pflücken, die so niedrig hängen, dass wir noch nicht mal eine Leiter brauchen.

Klingt nach einem simplen Prinzip, oder? Allerdings ist es das nicht. In unseren Kursen stelle ich immer wieder fest, dass es eine Weile braucht, bis sich die Teilnehmer tatsächlich Schritte erlauben, die klein genug sind. Das liegt nicht nur daran, dass sie lieber größere machen, sondern dass ihnen so kleine Schritte gar nicht in den Sinn kommen. Vielleicht ist der erste Schritt, um mit der Tüte Chips am Abend aufzuhören, nur noch zwei Drittel der Tüte zu essen; oder gar nicht mal die Menge zu reduzieren, sondern nicht aus der Tüte zu essen, sondern aus einer Schale. Und diese Portion dann nach und nach über die nächsten Monate zu verkleinern.

Oder vielleicht willst du damit anfangen, morgens einen warmen Brei zu essen, isst aber momentan immer Brot mit Käse. Dann ist der Schritt, ab sofort alles umzustellen, sehr wahrscheinlich viel zu groß. Das nenne ich Cold Turkey, die englische Bezeichnung für kalten Entzug. Das kommt aus dem Drogenbereich und bedeutet, das Suchtmittel von jetzt auf gleich komplett abzusetzen, statt es auszuschleichen. Mit der radikalen Umstellung kommt unser System nicht klar. Unser mental-emotionales System hinter den Gewohnheiten braucht eine Weile für den Umbau. Machen wir einen kalten Entzug, geht unser inneres System in den Widerstand. Es wird geduldig abwarten und in dem Moment, in dem deine Freunde Motivation und Willenskraft schwächeln, dafür sorgen, dass du wieder zu deinen alten Gewohnheiten zurückkehrst. Gibst du dir aber die Erlaubnis, in wirklich absurd kleinen Schritten voranzugehen, hat dein System die Chance, sich langsam an die neue Gewohnheit zu gewöhnen, und kommt mit der schrittweisen Umstrukturierung hinterher.

Ich habe jahrelang versucht, regelmäßig zu meditieren. Es klappte immer eine Weile. Ein paar Wochen mal 20 Minuten, dann mal zehn oder mal fünf, aber es wurde nie regelmäßig. Mein Widerstand selbst gegen fünf Minuten Meditation war oft zu groß – bis ich mit meiner Wasserkochermeditation begann. Jeden Morgen meditierte ich am Küchentisch so lange, wie der Wasserkocher brauchte, um mein Wasser zu erhitzen. Danach war die Meditation vorbei. Da ich nicht gerne warte und in diesem Moment nichts Besseres zu tun hatte, war der Widerstand zu meditieren gleich null. Je länger ich diese Meditation praktizierte, desto öfter hatte ich das Bedürfnis, die Zeit auszudehnen. Als der Meditationsanker stabil genug war, erweiterte ich sie um ein bis zwei Minuten und verschob sie auf die Yogamatte.

Ähnlich ist es mit dem Kochen. Die meisten wollen direkt perfekt ayurvedisch kochen. Das ist allerdings ein Paradoxon in sich – perfekt und ayurvedisch schließen sich aus. Meine Empfehlung ist, zunächst bei bekannten Nahrungsmitteln und Gerichten zu bleiben und sie ein bisschen zu ayurvedisieren, indem du mehr oder auch andere Gewürze nutzt, um sie leichter zu machen. Ein weiterer Schritt kann sein, den Gemüseanteil der Mahlzeit zu erhöhen. Du kannst also immer noch

Nudeln mit Soße zubereiten, aber reduzierst die Nudelmenge und erhöhst dafür den Gemüseanteil in der Soße. Dieser sanfte Einstieg ist sinnvoller, als direkt mit einem Gericht aus einem ayurvedischen Kochbuch zu starten, bei dem du die Hälfte der Zutaten nicht zu Hause hast und vielleicht noch nicht mal kennst.

Die Devise ist also, sehr kleine Schritte zu machen. Der Maßstab, ob die Schritte klein genug waren, ist dein Gefühl. Spürst du Widerstand, dann war der Schritt zu groß. Fällt es dir ganz leicht, bist du auf dem richtigen Weg. *Go Kaizen!*

DREI PLUS

Die Drei plus steht für eine Schulnote. Wir haben nämlich nicht nur die Tendenz, die Schritte zu groß zu machen, sondern es soll bitte schön auch perfekt sein. Wir streben – in Schulnoten gedacht – meistens innerlich nach einer Eins oder sogar nach einer Eins mit Sternchen. Nur funktioniert das Leben nicht so, schon gar nicht, wenn wir Gewohnheiten verändern wollen. Warum nicht? Weil der Druck und der Anspruch zu hoch sind. Nicht jeder Tag ist gleich und nicht alles verläuft nach Plan. Deshalb wollen wir uns schon im Voraus einen großen Spielraum einräumen für Flexibilität. Wir streben also nicht mehr nach einer Eins mit Sternchen, sondern nur nach einer Drei plus. Haben wir uns zum Beispiel vorgenommen, in kleinen Schritten einen Getreidebrei am Morgen zu etablieren und vom Brot wegzukommen, fangen wir damit an, an drei von sieben Tagen nicht mehr unsere zwei Scheiben Brot zu essen, sondern an zwei Tagen Knäckebrot und am dritten einen Haferbrei. Kommt unerwartet am Haferbreitag ein blöder Termin dazwischen, schwenken wir spontan um und essen ein weiteres Mal Knäckebrot. Das ist dann keine Eins mit Sternchen mehr, aber für eine Drei plus reicht es allemal. Streben wir nach einer Eins mit Sternchen, fühlen wir uns schlecht. Beschließen wir, die Drei plus als Maßstab für unser Gewohnheitstraining zu nehmen, kommen wir deutlich besser dabei weg und nehmen den Druck aus dem System. Je geringer der Druck ist, während wir vertrauensvoll in kleinen Schritten die Drei plus beim Training unserer neuen Gewohnheiten anstreben, desto höher ist die Erfolgsquote beim dauerhaften Verändern unserer Routinen.

VIER VON SIEBEN

Dieses Tool ist mir ganz besonders wichtig. Denn wir wollen nicht nur in zu großen Schritten und mit Perfektion alles ändern, sondern am besten alles und zwar für immer und das ab sofort. Wie du weißt, ist es sehr unwahrscheinlich, dass du so auf Dauer erfolgreich bist. Uns geht es aber darum, Gewohnheiten nachhaltig zu ändern. Denn nur, wenn wir es schaffen, unsere Ernährung und Selfcare-Gewohnheiten wirklich dauerhaft zu verändern, haben sie den Effekt auf unser Wohlbefinden, unser Gewicht und unsere Gesundheit, den wir uns wünschen. Es geht darum, ein *New Normal* zu kreieren, einen neuen Normalzustand. Heute ist es zum Beispiel noch normal, dass du abends um 20 Uhr deine Hauptmahlzeit zu dir nimmst, aber deine Absicht ist, zukünftig mittags deine Hauptmahlzeit zu dir zu nehmen und abends früher und leichter zu essen – das soll das neue Normal werden.

Einen neuen Normalzustand können wir kreieren, indem wir die neue Routine an mehr Tagen ausüben, als wir es nicht tun. Das sind bei sieben Tagen genau vier. Wenn wir unsere neue Gewohnheit an vier von sieben Tagen ausüben, schlussfolgert unser Verstand, dass das unser Standard ist, unser neuer Normalzustand. Das Schöne daran ist: Wir können alles, was wir sonst so machen, an drei von sieben Tagen beibehalten. Wir können weiter spät essen, uns durch den Tag snacken, Dinge tun und zu uns nehmen, die nicht unbedingt förderlich sind. Das »schöne Leben« ist also nicht vorbei. Pizza, Chips und lange Nächte dürfen, so wir das wollen, weiterhin ihren Platz behalten. Interessanterweise ist diese Erlaubnis oft genau das, was es braucht, um genau die alten »schlechten« Gewohnheiten loszuwerden. Aktuell sind die Dinge, die uns nicht guttun, noch abgespeichert unter »lecker«, »Belohnung«, »wohlig«. Deshalb wollen wir den Kuchen, die Schoki und die Chips.

Wenn wir sie uns weiterhin erlauben, aber an vier von sieben Tagen die Dinge zu uns nehmen, die uns ins Gleichgewicht und in unsere Kraft bringen, verändert sich nach und nach unser Körper. Wir wecken die zelluläre Intelligenz und spüren, wie viel besser wir uns fühlen, wenn wir die neuen Gewohnheiten praktizieren. Wir hören genauer hin, wie unser Körper auf die alten Gewohnheiten reagiert. Schnell merken wir, was für einen Unterschied es macht. Und so entsteht nach und nach ein immer größeres Bedürfnis danach, sich energiegeladen, kraftvoll und in Balance zu fühlen.

Bei mir war es so, dass ich irgendwann nicht mehr bereit war, nur für ein Glas Wein am Abend die Energie und den Elan des nächsten Morgens herzugeben. So ist Alkohol fast vollständig aus meinem Leben verschwunden. Allerdings muss ich nicht drauf verzichten. Es ist nicht so, dass ich gerne ein alkoholisches Getränk trinken würde, es mir aber nicht erlaube. Es gibt Tage, da stoße ich gerne mit einem Glas Sekt an oder schenke mir an lauen Sommerabenden ein Glas Wein ein. Meistens endet es allerdings so, dass ich ein paarmal nippe und dann nicht mehr weitertrinken mag. Nicht, weil ich denke, es wäre besser, es nicht zu tun, sondern weil mein Körper es einfach nicht mehr will und ein Glas Wasser oder ein Becher Tee attraktiver erscheinen. Genauso ist es mit den Nudeln mit Spinat-Gorgonzola-Soße, früher eines meiner Lieblingsgerichte, das ich gerne beim Italiener bestellt habe. Dann kam die Zeit, in der ich manches Mal bewusst entschieden habe, mir lieber Penne all'arrabbiata zu gönnen, eine gesündere Tomatensoße, oder gar nur einen Salat. Ich habe also verzichtet und das gewählt, was kopfmäßig besser für mich ist – obwohl ich gerne die Gorgonzola-Variante gegessen hätte. Heute ist es so, dass ich Nudeln mit Spinat-Gorgonzola-Soße nicht mehr mag; mir ist das Gericht zu schwer, zu käsig und alles sträubt sich in mir. Aber wenn ich beim Italiener bin, esse ich gerne eine gute Gemüsepizza oder auch Nudeln mit einer Gemüsesoße. Im Sommer bestelle ich lieber Antipasti – also einen Teller mit gekochtem oder gebratenem Gemüse, das bei Zimmertemperatur serviert wird. Und alles genieße ich in vollen Zügen. Ich wähle genau das, worauf ich in dem Moment am meisten Lust habe.

Die Vier-von-Sieben-Regel ist das ultimative Tool, um Verzicht aus dem System zu bekommen. Verzicht ist für langfristige Gewohnheitsveränderung Gift. Nicht mehr zu verzichten, ist tatsächlich etwas, das wir wieder erlernen müssen. Wir müssen lernen zu genießen, uns liebevoll zu nähren und auch die Leckereien, die uns bei regelmäßigem Verzehr nicht guttun, gezielt zu essen und dann in vollen Zügen zu genießen.

Kernpunkte

Gewohnheiten zu integrieren braucht Zeit

Es gibt drei Phasen beim Integrieren neuer Gewohnheiten: das Initiieren, das Optimieren und das Automatisieren. Alle drei Phasen sind wichtig und fallen uns unterschiedlich leicht oder schwer. Das Initiieren geht oft schnell und in der ersten Zeit ist das Dranbleiben der Clou. Bis unsere Gewohnheiten aber wirklich tief in unserem System automatisiert sind, braucht es meiner Meinung nach etwa sechs Monate.

Gewohnheiten loswerden

Oft hängen alte Systeme, Glaubenssätze und Überzeugungen an unseren alten Gewohnheiten. Um sie nachhaltig loszuwerden, ist es daher wichtig, hinter die Kulissen zu schauen und herauszufinden, was uns nach der Schokolade greifen lässt, was uns zu viel oder zu wenig essen lässt und so weiter. Da diese Reise tief in unser System geht, brauchen wir Mitgefühl und Geduld mit uns.

Ohne Druck geht es schneller

Der größte Feind von Gewohnheiten ist Druck und ein hoher Anspruch. Um dem entgegenzuwirken, gibt es drei tolle Gewohnheitstrainingstools. Mache winzig kleine Schritte in Kaizen-Manier, damit du keinen Stress auslöst. Lasse Perfektion hinter dir und strebe nach Langfristigkeit, indem du den Eins-mit-Sternchen-Anspruch ad acta legst und dich über eine Drei plus freust. Und für die Automation ist es wichtig, die Gewohnheit an mehr Tagen auszuführen, als sie nicht zu tun. Dafür reichen vier von sieben Tagen.

DIE ACHT FAKTOREN GESUNDER ERNÄHRUNG

In den meisten Ernährungsphilosophien geht es ausschließlich um das *Was*. Es wird genau gesagt, was wir essen sollen und was nicht. Die Meinungen, was das jeweils ist, gehen in den unterschiedlichen Philosophien weit auseinander. Wir sollen viele Kohlenhydrate essen – nein, doch lieber nur wenige oder gar keine. Wir sollen Fett weglassen – nein, wir sollen sehr fett- und proteinreich essen. Wir sollen alles roh essen – nein, doch lieber alles gekocht. Es könnte konträrer kaum sein. Für alles gibt es Belege, Beweise, Erfolgsstorys. Und alle haben ihre Berechtigung. Aus ayurvedischer Sicht sind diese allerdings kein Indikator dafür, dass man daraus sofort eine Regel oder ein Konzept für alle Menschen ableiten kann. In den meisten Ernährungsphilosophien werden die Nahrungsmittel isoliert untersucht. Sie werden unters Mikroskop gelegt, damit analysiert werden kann, was darin enthalten ist: welche Mineralien, Spurenelemente, Vitamine und so weiter. Dann wird geschaut, was davon theoretisch gut für uns ist und was nicht. Daraus wird abgeleitet, ob wir dieses Nahrungsmittel essen sollen oder nicht.

Im Ayurveda hingegen wird der gesamte Zusammenhang betrachtet: der Mensch mitsamt dem Ökosystem, in dem er lebt. Es werden alle Wirkungskräfte mit einbezogen, um daraus ableiten zu können, was der einzelne Mensch jetzt gerade braucht. Dafür werden verschiedenste Facetten betrachtet.

Im Ayurveda sind neben dem *Was* des Essens eine ganze Menge weiterer Aspekte definiert, die einen Einfluss auf unsere Gesundheit haben. Man könnte denken, dass das das Ganze komplizierter macht. Und ja, auf der einen Seite stimmt das – auf der anderen Seite aber auch wieder nicht. Denn wir müssen im Prinzip nur lernen, auf unsere Intuition und unseren Körper zu hören. In der Umsetzung wird es sehr einfach, wenn man mit den Aspekten anfängt, die leicht zu integrieren sind und die einen sofort spürbaren Effekt auf unser Wohlbefinden haben. Außerdem gibt es eine ganze Menge Handlungsspielraum, um Dinge zu »ayurvedisieren«: Ich nenne das »Leichter verdaulich machen«. Das bedeutet: Es gibt keine Verbote mehr. Wir dürfen alles essen und können eventuell schädliche Wirkungen einfach durch andere Aspekte ausgleichen. Hier die acht Faktoren der Ernährung im Überblick (später lernst du, wie du sie leicht integrieren kannst).

FAKTOR 1: DER ZEITPUNKT – WANN NIMMST DU DAS ESSEN ZU DIR?

Die meisten Ernährungskonzepte sagen, was wir essen sollen, sie gehen aber nicht auf den Zeitpunkt ein. Aber wir funktionieren alle unterschiedlich. Deshalb sind die Tageszeit, die Jahreszeit und auch unsere Lebensphase mit zu beachten. Laut Ayurveda arbeiten unsere Körper nicht zu jeder Tageszeit gleichförmig. Das ist ja eigentlich auch klar: Zu manchen Zeiten haben wir Hunger, zu anderen nicht. Zu bestimmten Tageszeiten sind wir müde, zu anderen nicht. Auch unsere kreative Kapazität ist je nach Tageszeit anders.

Man könnte denken, dass dies von willkürlichen Faktoren oder ausschließlich von unseren Gewohnheiten abhängt. Es ist allerdings so, dass es Rhythmen in der Natur gibt, denen wir unterliegen. Je nachdem, wie spät es ist, arbeiten einige Bereiche unseres Körpers auf Hochtouren, während andere gerade Pause machen. Das kann man unter anderem daran gut erkennen, dass wir einen Jetlag haben, wenn wir eine Fernreise machen. Unser Körper braucht eine ganze Weile, um sich an die Bedingungen vor Ort zu gewöhnen und sich umzustellen: von dem Rhythmus, aus dem er kommt, zu dem Rhythmus, in dem er sich jetzt befindet. Es gibt Phasen, in denen der Körper besonders viel Kraft hat zu verdauen, während ihm diese in anderen Phasen nicht zur Verfügung steht. Außerdem gibt es Phasen, in denen der Körper mit Aufräumen beschäftigt ist, zu anderen Tageszeiten wiederum hat er besonders viel Kraft für körperliche Aktivitäten. Wenn wir all diese Rhythmen, denen unsere Körperfunktionen unterliegen, in unserer Ernährung außer Acht lassen und uns nur darauf konzentrieren, was wir essen, ignorieren wir einen der wichtigsten Faktoren. Da kann die Auswahl der Nahrungsmittel, die das Ernährungskonzept vorschlägt, noch so gut für uns und unsere Konstitution sein: Essen wir zum falschen Zeitpunkt, wird uns das Essen nicht guttun. Genaueres dazu erfährst du in Kapitel 2, wo ich genau auf die Rhythmen deines Körpers und der Natur eingehe. So kannst du deine Ernährung und deine Tagesroutinen gezielt so ausrichten, dass du schnell Effekte siehst, weil dein Körper die Chance bekommt, einfach seine Arbeit zu tun.

FAKTOR 2: ESSGEWOHNHEITEN – WIE NIMMST DU DAS ESSEN ZU DIR?

Ein weiterer Faktor, der oft nicht beachtet wird, ist das *Wie* des Essens. Denn selbst wenn wir das »Richtige« essen, und das auch noch zu einem optimalen Zeitpunkt, kann es immer noch sein, dass wir hektisch alles in uns hineinfuttern, unterwegs essen oder 20 Dinge gleichzeitig tun. Auch das hat einen Einfluss auf unsere Verdauung. Aus ayurvedischer Sicht schwächt all das unsere Verdauungskraft, sodass es uns trotz der optimalen Auswahl und des optimalen Zeitpunktes nicht besonders gut geht nach dem Essen. In Kapitel 3 lernst du mehr über deine Essgewohnheiten, welchen Einfluss sie auf deine Verdauung haben und wie du sie ändern kannst – mit vielen praktischen Tipps für die Umsetzung im Alltag.

FAKTOR 3: GEFÜHLE – WIE GEHT ES DIR BEIM ESSEN?

Unser Kopf ist die Steuerungszentrale unseres Körpers. Er hat die Fäden des Nervensystems in der Hand und entscheidet, ob wir gerade in einem Zustand sind, in dem wir um unser Leben kämpfen, oder ob wir Zeit und Raum haben, um in Ruhe zu verdauen. Sind wir entspannt, läuft unser Stoffwechsel auf Hochtouren und macht seinen Job. Fühlen wir uns nicht wohl, sind wir gestresst oder haben Angst, ist unser Nervensystem in Alarmbereitschaft und hat keine Kapazität für Verstoffwechselung. Daher ist zum Beispiel ein aufregendes Geschäftsessen nicht so optimal für deine Verdauung. Auch ein Streit oder Zeitnot machen deinem Bauch einen Strich durch die Verdauungsrechnung (siehe Seite 106).

FAKTOR 4: DIE MENGE – WIE VIEL ISST DU?

Dieser Punkt versteht sich von selbst, könnte man denken: Natürlich achte ich auf die Menge. Allerdings hat Ayurveda dazu eine ganz konkrete Meinung. Denn unser Magen kann am besten seine Zerkleinerungsarbeit machen, wenn er ungefähr zu zwei Dritteln gefüllt ist. Da wir nicht in unseren Magen schauen können, heißt es im Ayurveda, eine Mahlzeit sollte ungefähr so groß sein wie die Menge, die bei dir in zwei Hände passt. Mehr behindert unseren Magen bei seiner Arbeit und weniger reicht nicht, um uns ohne Hunger bis zur nächsten Mahlzeit zu bringen.

FAKTOR 5: HERKUNFT – WOHER KOMMT DEINE NAHRUNG?

Was? Wieso spielt das denn eine Rolle? Das hat einen ganz einfachen Grund. Mal abgesehen von den ethischen und umwelttechnischen Gründen, die dafür sprechen, regional zu essen, macht es aus einem ganz anderen Grund Sinn, darauf zu achten. Die Natur ist unfassbar schlau: Die Natur hält zu jedem Zeitpunkt das für uns bereit, was uns optimal durch die Anforderungen der jahreszeitlichen Gegebenheiten kommen lässt. Im Frühling gibt es entwässernden Spargel, weil wir in dieser Jahreszeit dazu tendieren, überschüssige Feuchtigkeit im Körper anzusammeln, und sich dann Erkältungssymptome zeigen. Im Sommer gibt es leichte, süße Früchte, die uns schnell mit Energie für die langen Tage versorgen, ohne die im Sommer schwächere Verdauung zu belasten. Und im Winter gibt es Rüben, Kohl und Nüsse, die uns mit der nötigen Erdung, Nährstoffen und Substanz versorgen. Denn genau das ist es, was unser Körper in der kalten Jahreszeit zum Verbrennen braucht, wenn der innere Motor auf Hochtouren läuft, um dem Wetter zu trotzen. Es macht daher sehr viel Sinn, nicht die importierten Erdbeeren und Tomaten im Winter zu essen. Nicht nur, weil sie nach nichts schmecken und eine fürchterliche Ökobilanz haben, sondern weil sie unserem Körper in dieser Jahreszeit nicht guttun.

FAKTOR 6: ZUBEREITUNGSFORM – WIE BEREITEST DU DEIN ESSEN ZU?

Es macht einen sehr großen Unterschied für unseren Körper, ob wir die Möhre roh essen, in einen Topf werfen, anbraten oder im Ofen schmoren. Die Wirkung der Möhre verändert sich dadurch jeweils radikal. Und natürlich ist das nicht nur bei der Möhre so, sondern auch bei allen anderen Nahrungsmitteln. So ist zum Beispiel Joghurt aus dem Kühlschrank ein Desaster. Essen wir ihn aber mit Kräutern und Gewürzen bei Zimmertemperatur, kann er wunderbar die Verdauung fördern. Ähnlich ist es mit Bohnen. Hast du schon mal den Spruch »Jedes Böhnchen gibt ein Tönchen« gehört? Das passiert nur, wenn wir nicht auf die Zubereitungsform achten. Kochen wir die Bohnen und kombinieren sie mit verdauungsfördernden Gewürzen, wie schon Oma es getan hat, lassen sie unseren Darm nicht singen.

Neben den Informationen zur Zubereitung, die du in Kapitel 3 findest, ist das gesamte Kapitel 4 dazu da, dass es bei dir in der Küche flutscht. Du lernst, wie du Schwerverdauliches »ayurvedisieren« kannst und wie du ohne Aufwand in wenigen Minuten ein leckeres Mahl zubereitest.

FAKTOR 7: KOMBINATION – WIE STELLST DU DEINE NAHRUNGSMITTEL ZUSAMMEN?

Selbst wenn die einzelnen Nahrungsmittel optimal sind, kann es sein, dass die Kombination der Dinge, die wir zu uns nehmen, nicht gut funktioniert. Der Körper verstoffwechselt nicht jedes Nahrungsmittel gleich. Er braucht unterschiedliche Verdauungsenzyme und unterschiedlich viel Zeit für die verschiedenen Nahrungsmittel. Gibt man alles einfach zusammen, insbesondere sehr viele und sehr unterschiedliche Nahrungsmittel, wird es immer schwerer, die Mahlzeit zu verdauen.

Das ist leicht zu verstehen. Stell dir vor, du isst eine komplexe Mahlzeit aus Vorspeise, Hauptgericht mit Fleisch, Beilage, Gemüse und Soße und dann noch Eis und Apfelstrudel zum Nachtisch. Das liegt dir wahrscheinlich eher schwer im Magen und macht dich vielleicht sogar müde und träge. Im Vergleich zu einer großen Portion leckerem Eintopf, der dich nährt und deinem Bauch guttut. Einige Menschen brauchen möglicherweise eine Fleischeinlage oder auch etwas Knackiges oder Deftiges dazu, damit sie nicht nach einer Stunde wieder Hunger haben. Aber alles in allem ist der Eintopf leichter zu verdauen als das Drei-Gänge-Menü.

Es gilt also auch zu beachten, in welcher Kombination wir die Nahrungsmittel zu uns nehmen. Es ist für den Körper zum Beispiel schwer, sehr Heißes gleichzeitig mit sehr Kaltem zu verdauen. Vanilleeis mit heißen Himbeeren oder auch ein warmes Essen mit einem eisgekühlten Getränk dazu sind für unseren Bauch eine große Herausforderung. Das heißt jetzt aber nicht, dass du ab sofort auf deinen Lieblingsnachtisch verzichten musst. Es bedeutet erst mal nur, dass dein Körper es schwerer hat, wenn du so etwas zu dir nimmst. Es kostet ihn mehr Energie, dieses Essen zu verdauen, was zur Konsequenz hat, dass für dich am Ende weniger übrig bleibt. Aber das kann man ja auch mal bewusst in Kauf nehmen und den Lieblingsnachtisch in vollen Zügen genießen. Welche Nahrungsmittel gut oder nicht so gut miteinander können, erfährst du später im Ernährungsteil.

FAKTOR 8: WER ISST WAS – PASST DEIN ESSEN ZU DIR?

In den meisten Ernährungsphilosophien wird außer Acht gelassen, dass wir nicht alle gleich sind. Aber genau das ist eine Spezialität des Ayurveda. Es gibt verschiedene Konstitutionstypen, die Doshas. Diese Doshas verdeutlichen, wie unser ganz persönliches System funktioniert. Einige Menschen können alles essen und werden nicht dick, andere müssen nur an ein Stück Kuchen denken und haben gleich drei Kilo mehr auf der Waage. Wir haben alle unterschiedlichste Bedürfnisse und Vorlieben. Und das tatsächlich nicht ohne Grund.

Ich liebe Suppen und Eintöpfe sehr. Interessanterweise ist das ein super Essen für mein Dosha. Mein Mann geht bei Suppen noch mit, aber bei Eintöpfen hört es auf. Er braucht etwas zu beißen. Am besten ist es, wenn es so richtig knackt. Außerdem ist ihm ein Eintopf meist zu leicht. Auch das ist typisch für sein Dosha. Er braucht mehr Substanz.

Da wir alle so verschieden sind und sehr unterschiedliche, teilweise sogar konträr arbeitende Körper haben, brauchen wir auch unterschiedliche Nahrung. Deshalb haben die meisten Ernährungsphilosophien zwar durchaus ihre Daseinsberechtigung, funktionieren aber eben nicht für jeden von uns. Das bedeutet nicht, dass jeder in deiner Familie etwas komplett anderes braucht. Wie die Umsetzung im Alltag funktioniert, auch mit verschiedenen Doshas am Tisch, erfährst du später!

JETZT BLOSS NICHT KOMISCH WERDEN

Ernährung setzt sich aus ayurvedischer Sicht also aus deutlich mehr Aspekten zusammen als der Frage: »Was essen wir?« Die acht Faktoren, die beim Essen eine Rolle spielen, wirken auf den ersten Blick ziemlich komplex. Das ist der Grund, warum viele, die an Ayurveda interessiert sind und auch intuitiv begreifen, dass es sehr viel Sinn macht, sich nach dessen Prinzipien zu ernähren, vor der Implementierung im Alltag zurückschrecken, weil es zu aufwendig wirkt.

Aber ich sage: weit gefehlt. Ayurveda ist super-, mega-, extraalltagstauglich. Allerdings müssen wir dafür erst mal die Komplexität rausnehmen und ganz einfach anfangen. Wir starten mit den Basics, die sofort einen Effekt auf unser Wohlbefinden haben. Wir müssen nicht von heute auf morgen nur noch tiefenentspannt zur immer gleichen Zeit mit Liebe gekochtes regionales Gemüse in der optimalen Menge essen, das perfekt zu unserem Dosha passt und ideal kombiniert ist. Denn mein oberstes Gebot lautet: bloß nicht komisch werden.

Wollen wir Ayurveda für uns nutzen, müssen wir uns erst mal entspannen. Wir müssen die Art und Weise, wie unser Verstand funktioniert, honorieren und in Betracht ziehen, wie er neue Informationen aufnimmt und was er braucht, um sie umzusetzen. Wenn wir ganz einfach anfangen, den Druck rausnehmen und uns genügend Zeit lassen, ohne auf schnelle Ergebnisse zu verzichten, wird es supereinfach.

Kernpunkte

Gesunde Ernährung setzt sich aus acht Faktoren zusammen

Die Faktoren sind Zeit, Essgewohnheiten, Gefühle, Menge, Herkunft, Zubereitungsform, Kombination und wer was isst. Alle sind superwichtig und haben einen Einfluss darauf, ob es uns gut geht oder nicht.

Obwohl komplex, machen die acht Faktoren es uns leichter

Verzicht hat ein Ende, da wir unser Essen dank der acht Faktoren »ayurvedisieren« können. Wollen wir auf die Schweinshaxe nicht verzichten, essen wir sie mittags statt abends. Wir würzen sie extra, achten auf die Nahrungsmittel, mit denen wir sie kombinieren, und genießen sie entspannt in vollen Zügen.

Der Trick ist zu entspannen

Setzen wir uns wegen dieser acht Aspekte unter Druck und treiben uns damit in den Wahnsinn, werden wir Ayurveda nicht umsetzen können. Fangen wir aber mit den Basics an und achten darauf, unterwegs nicht komisch zu werden, sehen wir in wenigen Tagen verblüffende Ergebnisse und fühlen uns schnell besser.

2

Das Einmaleins des Ayurveda

Ayurveda macht sich die Intelligenz der Natur zunutze, anstatt sich gegen sie zu stellen, um dann Lösungen für Probleme finden zu müssen, die sonst nicht da wären. Nach diesem Kapitel verstehst du die Sicht des Ayurveda. Du lernst die Konstitutionstypen kennen, erfährst, wie sie sich im Tagesverlauf zeigen, und findest den Zugang zu einfachem Ayurveda. Das Wissen über den Stoffwechsel und die vier Arten der Verdauung bringen dir Klarheit über deine eigene Gesundheit. Mit dem Wissen um die Entstehung von Krankheiten erhältst du den Schlüssel, der dir ermöglicht, dich einzuordnen, und zeigt, was zu tun ist, um ihnen vorzubeugen.

DIE BASICS

Ayurveda ist die Wissenschaft des Lebens. Man kann auch sagen, es ist das Wissen um ein glückliches und gesundes, langes Leben. Ayurveda will – genau wie Yoga –, dass wir das Beste aus unserem Leben machen. Vielleicht ist es dir schon aufgefallen: Wir haben nur eins. Also nur ein Leben! Komischerweise leben wir aber oft so, als wäre dies nicht der Fall. Wir leben, als ob wir uns ausbeuten könnten, über unsere Grenzen hinausgehen könnten; als wenn wir einfach Alkohol, Zucker und naturferne Produkte in rauen Mengen konsumieren könnten und trotzdem fit blieben.

Wir wundern uns, warum wir schlecht schlafen, wenn wir den ganzen Tag gestresst vor dem Rechner sitzen oder von einem Termin zum anderen hetzen. Wir tun das, was man so tut, um seinen Lebensunterhalt zu bestreiten, und was von einem so erwartet wird, anstelle dem Herzen zu folgen – und wundern uns, warum wir irgendwann kein Gefühl mehr dafür haben, was wir uns eigentlich im Leben wünschen. Genau darum geht es im Ayurveda. Es geht darum, dass wir unser ganzes Sein wieder in Einklang bringen mit dem, wofür wir hier auf der Erde angekommen sind. Es geht darum, eine gute Zeit zu haben, und für die, die ganz hoch hinauswollen, geht es auch darum, unser »Dharma« zu finden: den Motor, unsere Absicht, unsere Berufung, unseren Lebenssinn. Warum sind wir hier und wie können wir aus der Zeit, die wir hier sind, das Beste herausholen?

So verstehe ich Ayurveda und auch Yoga. Beide Erfahrungswissenschaften wollen uns mehr ins Gleichgewicht bringen. Yoga ist in diesem Fall die Wissenschaft des Geistes. Vielleicht fragst du jetzt: »Echt, Yoga? Die ganze Turnerei?« Ja, klar. Denn die Turnerei ist, wie die alten Schriften sagen, nur dazu da, dass dein Körper beweglich und kraftvoll genug ist, um möglichst lange ohne Schmerzen in einem stabilen Sitz zu sitzen und zu meditieren. »Yogas Chitta Vritti Nirodha«, das zweite Sutra aus den Yogasutren von Patanjali, besagt, dass Yoga das Glätten der Wellenbewegungen des Geistes ist. Es geht also darum, den Kopf mal ausschalten zu können und den Verstand so nutzen zu lernen, dass wir dem *Monkey Mind* nicht mehr hilflos ausgeliefert sind. Damit wir leichter eingreifen können und unsere Gedanken willentlich steuern lernen. Das hat dann wiederum zur Folge, dass wir nicht nur jeden Moment stärker wahrnehmen und genießen, sondern auch unsere Aufmerksamkeit über längere Zeiträume darauf konzentrieren können, wo wir sie haben wollen. Wenn wir unsere Aufmerksamkeit nach unseren Wünschen lenken können, fließt auch unsere Energie dorthin. Und da das Universum in Frequenzen funktioniert, antwortet es uns auf derselben Energiefrequenz, die wir aussenden, und wir erschaffen uns das, was wir uns wünschen. So viel an dieser Stelle zum Yoga, mehr dazu würde den Rahmen dieses Buches sprengen.

Yoga und Ayurveda sind Geschwisterwissenschaften. Das bedeutet, dass beide aus der gleichen Tradition und ähnlichen Schriften kommen und sich gegenseitig nutzen. Yoga ist die Wissenschaft des Geistes und Ayurveda die Wissenschaft des Körpers. Die alten Weisen haben den Körper und die Welt so gut beobachtet, dass sie herausgefunden haben, wie bestimmte Zusammenhänge ineinandergreifen: Wie funktioniert die Natur, wie hängt der Körper damit zusammen, wie sind die Abläufe in unserem Körper und wie soll er eigentlich sein? Es geht also darum, wie physiologisches Gleichgewicht zustande kommt, wodurch Ungleichgewicht entsteht und wie man sich zurück zur Mitte bringt, wenn man ins Ungleichgewicht geraten ist. Die alten Weisen haben über Jahrtausende ein ebenso supersimples wie gleichzeitig komplexes System erkannt.

Die Natur unterliegt bestimmte Zyklen, einer natürlichen Intelligenz. In jedem Samen sind alle Information enthalten, die er braucht, um in das zu wachsen, wofür er bestimmt ist. Ein Eichensamen wird zu einer Eiche, ein Rosensamen zu einer Rose und ein Zucchinisamen zu einer Zucchini. Die Pflanze braucht bestimmte Bedingungen wie die richtige Menge Platz, Zirkulation, Wärme, Feuchtigkeit und fruchtbaren Boden. Aber sie weiß genau, wer sie ist. Ein Zucchinisamen würde nicht auf die Idee kommen, sich in eine Eiche zu verwandeln, oder ein Eichensamen in eine Rose. Die äußeren Bedingungen und die Pflege des Samens haben nur einen Einfluss darauf, wie gut er gedeiht: Wird es eine kräftige, strahlende Rose mit vielen Blüten oder eher eine mickrige, welke Pflanze? Bekommt sie von einer der oben genannten Bedingungen, die sie für das optimale Gedeihen braucht, zu viel oder zu wenig, wird sie vielleicht nicht so groß, nicht so kräftig, welkt oder fängt an zu faulen. Zu viel oder zu wenig Platz, Zirkulation, Wärme, Feuchtigkeit oder Nährstoffe haben eine unmittelbare Konsequenz.

Und genauso ist es auch mit uns. Es ist festgelegt, ob wir eine Zucchini oder eine Rose werden. Nein, Spaß beiseite. Aber es ist in unseren Genen festgelegt, ob wir groß werden, blaue oder grüne Augen bekommen und ob es unser Talent ist, schnell Dinge zu begreifen oder Prozesse zu optimieren. Alles ist mit der Befruchtung der Eizelle durch den Samen schon angelegt. Auch wir brauchen bestimmte Bedingungen, um optimal zu gedeihen. Auf unser Leben übersetzt wären das Platz, Luft, Wärme, Feuchtigkeit und Nährstoffe oder Substanz. Haben wir von dem einen zu viel oder zu wenig, geraten auch wir aus dem Gleichgewicht und bekommen Probleme. So wie einige Pflanzen direktes Sonnenlicht benötigen und andere am gleichen Standort sofort verbrennen würden, unterscheiden sich auch die Bedingungen, die jeder von uns braucht. Wir werden vielleicht nicht welk, aber auch wir können austrocknen, zu viel Feuchtigkeit ansammeln, kräftig oder schwächlich sein und so weiter. Und so, wie aus dem Rosensamen niemals eine Eiche wird, wird aus mir, Dana, niemals eine Stephanie, eine Marion oder ein Hans. Was im Ayurveda so viel bedeutet wie: Hör auf, dich mit anderen zu vergleichen, und finde heraus, wozu du da bist. Entdecke, worin dein Potenzial, deine Talente und Fähigkeiten liegen. Erkunde, was dich inspiriert und wie du dich – und nur dich – wirklich zum Ausdruck bringen willst. Es schlummern so viel Kraft und Intelligenz in jedem von uns. Und finde ebenso heraus, welche Nahrung und welche Gewohnheiten du brauchst, um optimal zu gedeihen.

DIE FÜNF ELEMENTE

Das gesamte, hochkomplexe System Ayurveda basiert auf den fünf Elementen. Diese Elemente sind Äther (oder das Raumprinzip), Luft, Feuer, Wasser und Erde. Alles in unserer Welt besteht aus diesen fünf Elementen. Unsere Körper, aber auch alles, was uns umgibt. Im Ayurveda gehen wir davon aus, dass der Mikrokosmos, also unser Körper, und der Makrokosmos, also alles, was uns umgibt, eins sind. Unsere Körper, die Nahrungsmittel, Pflanzen, aber auch unser mentaler und unser emotionaler Zustand, setzen sich aus den gleichen Bausteinen zusammen. Die Elemente zeigen sich in unserem Körper und unserem Bewusstsein in bestimmten Eigenschaften und Funktionen. Redewendungen wie »Raum zum Atmen brauchen« oder »durch den Wind sein« zeigen, dass wir intuitiv ein Wissen darüber haben, was sich auch in unserer Sprache widerspiegelt.

Alles, was in der Natur passiert, was sich um uns herum abspielt, findet auch im Kleinen, in unserem Körper statt. Wird es draußen kälter, weil wir uns gen Herbst bewegen, wird es auch in unserem Inneren kälter, und der Körper läuft auf Hochtouren, um dagegen anzuheizen. Darauf hat auch die Heizung nur wenig Einfluss.

Steht die Sonne am höchsten Stand und ist es sehr heiß, dann findet sich diese Hitze auch in unserem Körper wieder. Das Ganze wirkt auf physischer Ebene, aber auch auf energetischer sowie auf mental-emotionaler Ebene.

KONSTITUTIONSTYPEN ODER DOSHAS

Die fünf Elemente schließen sich zu Grundenergien oder Funktionsprinzipien zusammen, die in uns und um uns herum in allem präsent sind. Das sind die Doshas. Sie sind keine körperlichen Substanzen, sondern dynamische Kräfte oder auch Bioenergien, die unseren physischen Körper, unser Bewusstsein und alle Abläufe in der Natur steuern. Aus den fünf Elementen ergeben sich drei Doshas, denen jeweils ein Grundprinzip zugrunde liegt.

Raum und Luft werden zum Bewegungsprinzip. Das kann man sich leicht vorstellen. Luft im Raum ist in Bewegung und bewegt auch das, was in dem Raum ist, solange es leicht genug ist, so wie die Blätter im Herbst durch die Gegend gewirbelt werden. Das Bewegungsprinzip wird Vata genannt.

Feuer und Wasser werden zum Transformationsprinzip. Erhitzt Feuer das Wasser, wird es zu Wasserdampf. Es wird von einem Zustand in einen anderen transformiert. Dieses Prinzip wird Pitta genannt.

Die Kombination von Erde und Wasser ist das Stabilitätsprinzip. Diese beiden Elemente zusammen bilden die Materie. Es ist das »grobstofflichste« Dosha, nicht so flüchtig wie Vata und nicht für Transformation zuständig wie Pitta. Kapha ist das Prinzip, das in unserer Welt Stabilität erschafft. Mengt man Erde und Wasser zusammen, kann man daraus allerlei Dinge bauen. Diese beiden Elemente geben uns Substanz, also unseren Körper.

Es gibt den Raum, in dem Bewegung stattfindet, es gibt die Substanz, die Stabilität schafft, und es gibt die Wandlungsprozesse, die Transformation ermöglichen. Jedem dieser Prinzipien liegen bestimmte Eigenschaften zugrunde und sie übernehmen bestimmte Funktionen in unserem Körper und in der Natur.

Jeder von uns hat alle Elemente in seinem System und in jedem von uns ist jedes Dosha, also jedes Prinzip, vertreten. Allerdings in unterschiedlicher Gewichtung. Jedes dieser Prinzipien ist in allem vorhanden, was uns umgibt, und natürlich auch in der Natur. Besonders einfach ist es in den Jahreszeiten zu erkennen. Im Herbst weht ordentlich Wind, da übernimmt das Bewegungsprinzip die Führung. Im Frühling erwacht die Natur und bringt all die neuen Triebe und Pflanzen hervor. Denn Substanz hervorbringen, das kann nur das Stabilitätsprinzip. Im Sommer ist es heiß, viel Feuer, und die Blüten werden zu Früchten, die die Pflanzen tragen. Was für eine Transformation!

Wenn wir auf die Welt kommen, bringen wir eine spezifische Konstitution mit, eine individuelle Mixtur dieser Doshas, die festlegt, wie viel jeweils vorhanden ist und in welchen Bereichen sie sich zeigen. Das ist unser individuelles Gleichgewicht oder unser Prakriti. Durch äußere Einflüsse und unsere Lebensweise geraten wir im Laufe der Zeit, relativ zu unserem individuellen Gleichgewicht, ins Ungleichgewicht. Dieses Ungleichgewicht ist laut Ayurveda einerseits der Ursprung aller Krankheiten und andererseits der Ursprung von Unzufriedenheit. Denn in unserem Prakriti ist nicht nur unser optimaler körperlicher Zustand enthalten, sondern dort liegen auch unser Potenzial, unsere Talente und unser individueller Ausdruck und Beitrag, den wir in der Welt leisten wollen. Kurz gesagt: Je weiter wir uns von unserem persönlichen Optimalzustand entfernen, desto kränker und unglücklicher sind wir. Auf der anderen Seite gilt: Je mehr wir dorthin zurückfinden, desto gesünder sind wir und desto mehr leben wir aus unserem ursprünglichen Potenzial heraus. Und genau darum geht es. Verbinde dich wieder mit deiner eigentlichen Natur und du wirst vor Kraft strotzen und dich lebendiger fühlen denn je.

Ich habe lange überlegt, ob ich in diesem Buch die Doshas komplett weglassen soll. Die Doshas sind zwar ein wichtiger Teil des Ayurveda, doch gleichzeitig gehören sie nicht zu meinen Basics, mit denen ich dir empfehle, zu starten. In unserem Ernährungscoaching-Kurs *Tellergold* läuft alles entspannt, bis die Doshas hinzukommen. Dann ist meine Hauptaufgabe, die Teilnehmerinnen und Teilnehmer wieder aus dem Anspruch, alles richtig machen zu wollen, herauszuholen.

Aber da ich auch weiß, wie sehr wir das Bedürfnis haben, uns in Prinzipien und Kategorien einzuordnen, findest du hier die Basics zu den Doshas – genug Information, um sie zu begreifen, und so knapp, dass es dich hoffentlich nicht verwirrt.

DAS BEWEGUNGSPRINZIP: VATA

Vata besteht aus Luft und Raum und bildet das Bewegungsprinzip. Es ist also für alle Bewegungsabläufe zuständig. Es bewegt den Nahrungsbrei durch den Verdauungstrakt, es bewegt die Gedanken in deinem Kopf und es bewegt deinen Körper durch die Gegend. Wie der Herbst ist dieses Prinzip sehr wechselhaft. An einem Tag herrscht Sturm und die Blätter fallen von den Bäumen, am nächsten kommt die wärmende Sonne durch und am Tag danach regnet es und es ist bitterkalt.

Bei denjenigen, die viel Vata im System haben, dominiert dieses Prinzip. Im Gleichgewicht hat das zur Folge, dass sie kreativ und gerne in Bewegung sind, Lust haben auf Neues und sich gut auf neue Situationen einstellen können. Sie haben viele Ideen und Interessen und sind sehr begeisterungsfähig. Ihr Körper ist leicht, beweglich und in einem guten Rhythmus. Nimmt das Vata über sein natürliches Maß zu, werden sie unkonzentriert, fangen alle möglichen Dinge an, ohne sie zu Ende zu bringen. Sie fühlen sich schnell überfordert und haben die Tendenz auszutrocknen. Das hat zur Folge, dass sie zu Verstopfung neigen, ihre Haut und Schleimhäute austrocknen und sie sich schnell Infekte einfangen. Vata ist manchmal haltlos wie ein Fähnlein im Wind. Es ist das sensibelste Dosha. Das bedeutet, dass es im Vergleich zu den anderen Doshas am wenigsten belastbar ist. Vatas haben oft Unverträglichkeiten, Allergien und sind große Grübler, die sich viele Sorgen machen. Eines der größten Probleme, die im Ungleichgewicht auftauchen, sind Schlafprobleme. Vatas neigen zu Variabilität und Durcheinander in ihrem Alltag, brauchen aber genau das Gegenteil. Gleichförmigkeit und Struktur ist die wichtigste Medizin. Aber Vata denkt: »Laaangweilig.«

DAS TRANSFORMATIONSPRINZIP: PITTA

Pitta besteht aus Feuer und Wasser. Es ist für alle Transformationsprozesse zuständig. Das, was in den Körper hineinkommt, ob über den Mund oder andere Organe, muss verarbeitet und verdaut werden, sodass es verwertbar ist. Nahrung kommt oben zum Beispiel als Zucchini rein und Pitta sorgt dafür, dass daraus neue Gewebebausteine werden, dass uns Energie zur Verfügung steht und dass das, was wir nicht verwerten können, wieder hinausgeschleust wird.

Ich nenne Menschen mit viel Pitta immer die Verdauungsprofis. Das sind diejenigen, die alles und auch in rauen Mengen essen können, ohne zuzunehmen. Die Hitze des Feuers macht ihren Verstand scharf. Sie lieben Pläne und Effizienz und haben einen sehr hohen Anspruch an sich und das Leben. Wenn das Feuer zu heiß wird, kann ihnen schon mal der Kragen platzen. Das sind die klassischen cholerischen Chefs. Sie übernehmen gerne die Führung und sind tendenziell sehr emotionale Menschen. Egal, ob sie wütend werden, weil ihnen etwas nicht passt, ob sie herzhaft lachen oder todtraurig sind: Sie leben ihre Emotionen gerne aus. Pitta-Körper neigen dazu, unter Spannung zu stehen, muskulär, aber auch innerlich.

Im Ungleichgewicht läuft ihr System zu heiß. Das führt dann einerseits zu dünnem Stuhl, Sodbrennen oder saurem Aufstoßen und kann langfristig alle möglichen Entzündungen im Körper bewirken. Magenschleimhautentzündungen, Augenprobleme und alle Krankheiten, die auf -itis enden, sind der Klassiker. Allerdings sind auch Herzprobleme, Schlaganfälle und Burn-out oft dabei. Pittas wollen alles perfekt machen und stehen ständig unter Druck. Sie lieben Listen und Planungen und gehen schnell an die Decke, wenn ihnen das Leben dazwischenkommt. Pittas nehmen sich etwas vor und ziehen es dann auch durch, komme, was wolle. Ihnen fehlt meist die nötige Gelassenheit und Flexibilität, um den Moment und den Fluss des Lebens einfach zu genießen. Sie müssen lernen, den Druck aus dem System zu nehmen, körperlich und mental-emotional. Sie brauchen eine große Portion Entspannung und müssen lernen, großzügiger oder milder mit sich und anderen zu sein.

DAS STABILITÄTSPRINZIP: KAPHA

Kapha besteht aus Erde und Wasser und bildet das Stabilitätsprinzip. Kapha ist für den Gewebeaufbau, körperliche Stärke und unsere Immunkraft zuständig. Es sorgt dafür, dass Kinder wachsen und Verletzungen schnell wieder heilen. Ein dicker, runder Buddha ist der Inbegriff von Kapha: fröhlich, entspannt und mit einer Gabe ausgestattet, das Leben und alles, was damit einhergeht, zu genießen. Es schmiert die Gelenke und ist das entspannteste Dosha von allen.

Menschen mit viel Kapha sind in der Regel sehr gesund und in Beziehungen so etwas wie der Fels in der Brandung. Sie sind gut geerdet, nichts kann sie so schnell umhauen. Sie lieben es, wenn heute alles so abläuft wie gestern und wenn Dinge so bleiben, wie sie waren. Sie kommen manchmal schwer in die Gänge, wie ein schwerer Zug, der im Bahnhof steht. Sind sie aber einmal auf Betriebstemperatur und auf den Schienen unterwegs, dann laufen sie und laufen und laufen. Sie haben von allen Doshas die größte Ausdauer. Für Kaphas ist das Leben zum Genießen da. Und das tun sie auch, besonders gerne beim Essen. Ihr Körper braucht sehr wenig, um viel gute Substanz daraus zu erschaffen, was nicht mit ihrer Genussleidenschaft zusammenpasst. Daher neigen Kaphas zu runden Körperformen und zuweilen auch zu Übergewicht. Sie brauchen am wenigsten Nahrung, genießen sie aber am meisten. Kapha-Menschen sind treue Seelen, auf die man sich verlassen kann. Sie sind loyal und lieben Traditionen. Im Ungleichgewicht wird ihnen das manchmal zum Verhängnis. Denn die Kehrseite davon ist, dass es ihnen schwerfällt, sich auf Veränderungen einzustellen, und sie nur langsam in Bewegung kommen. Sammelt sich zu viel Kapha an, werden sie träge und bleiben gerne auf dem Sofa. Der Stoffwechsel wird noch langsamer und sie setzen Übergewicht an. Sie werden lethargisch, entwickeln vielleicht sogar eine Depression und kommen in ihrem Leben nicht mehr voran.

Die Aufgabe von Kaphas ist, in Bewegung zu kommen oder zu bleiben und ihre ihnen innewohnende Kraft anzuzapfen. Sie brauchen mehr Leichtigkeit in der Ernährung und körperliche Herausforderungen, um das ganze Potenzial des Kapha zu aktivieren.

DER DOSHA-MIX

Die Frage, die jetzt sehr wahrscheinlich in dir immer lauter wird, ist: Was bin ich? Sehr wahrscheinlich findest du dich in vielen Aspekten wieder. Das liegt daran, dass wir alle Doshas in uns tragen. Alle Elemente sind in uns vertreten, aber eben in unterschiedlicher Gewichtung. Oft ist es so, dass ein Dosha im Vergleich zu den anderen beiden deutlich dominiert. Manches Mal sind auch zwei ungefähr gleichauf und das dritte weniger stark vertreten. Oder aber alle drei sind in gleichen Teilen vorhanden, das nennt man Tridosha. Du siehst, es wird komplex. Zusätzlich ist es so, dass die Doshas sich auf verschiedenen Ebenen zeigen. Es kann sein, dass bei dir körperlich ein Dosha dominiert und mental-emotional ein anderes. Daher ist es meiner Meinung nach umso wichtiger, das Ganze nicht zu intellektualisieren, sondern die Intuition zu schulen. Je mehr du dich darauf einlässt, wie sich dein Körper eigentlich anfühlt und wie er auf bestimmte Veränderungen reagiert, desto mehr wirst du intuitiv begreifen, welches Dosha bei dir auf welcher Ebene dominiert. Grundsätzlich gilt: Ein Dosha im Gleichgewicht stärkt uns in unseren Talenten und unserem ganz individuellen Potenzial; ein Dosha im Ungleichgewicht entzieht uns unsere Kraft und lässt uns krank und unzufrieden werden.

DEIN DOSHA ODER: JETZT NICHT FALSCH ABBIEGEN!

Verrenne dich jetzt nicht im Detail der Doshas! Ich erinnere mich gut daran, wie es bei mir damals war. Ich wollte unbedingt genau wissen, welches mein Dosha ist, wie diese Prinzipien bei mir, in meinem Körper vertreten sind. Zu wissen, was für eine Konstitution ich habe, ist ein großer Schatz, weil ich dann gezielt Ungleichgewichtszustände wahrnehmen und mit Nahrungsmitteln und anderen Hilfsmitteln ausgleichen kann. Gleichzeitig ist es ein großer Fluch, da es schnell so komplex wird, dass wir überfordert sind und das Handtuch werfen wollen.

Denn: Es ist keines der Basics. Einer meiner Lieblingssprüche lautet: Solange ich noch nicht das Fundament gegossen habe, brauche ich mich nicht mit der Farbe der Gardinen zu beschäftigen. Wenn ich schon vor dem Hausbau alles bis ins Detail eingerichtet haben will, wissen will, wo genau ich den Wasserkocher hinstelle und wo der Handtuchhalter sein soll, dann bin ich maximal überfordert. Daher ist meine Devise: *Take it easy.* Lass uns mit den Dingen beginnen, die dir in kurzer Zeit den größten Mehrwert bieten. Lass uns die Strukturen und Gewohnheiten etablieren, die einen sofort spürbaren Effekt auf dein Wohlbefinden haben und dank derer du dein Körpergefühl und deine Intuition stärkst.

Wenn du es dennoch kaum erwarten kannst, mehr über deine Dosha-Kombination zu erfahren, blättere vor in den Anhang auf Seite 198. Dort findest du einen einfachen und kurzen Test, der dir einen ersten Überblick gibt. Willst du tiefer einsteigen, gehe auf unsere Website www.ichgold.de/dosha-test, mache den differenzierteren Test und schaue dir die beiden Erklärungsvideos an. Du kannst dir das Testergebnis auch per Mail schicken lassen. Aber sei gewarnt: Es kann sein, dass dich das mehr verwirrt, als dass es dir hilft. Genieße den Einblick, aber nimm ihn zu diesem Zeitpunkt nicht so wichtig.

Wenn du die Basics gut verinnerlicht hast, ist es ein Leichtes, die Arbeit mit den Doshas, spezifischen Nahrungsmitteln und Co. zu vertiefen. Denn dann hast du eine super Grundlage, auf der du aufbauen kannst, und die spezifischen Informationen sind für dich leicht begreif- und erfahrbar. Dein Bewusstsein und Gespür für die Wirkungsweisen auf dein System sind geschult und deine inneren Antennen fein ausgerichtet. Das Wichtigste für deinen Einstieg ins Ayurveda ist meiner Meinung nach zunächst, eine Ernährungsstruktur zu erschaffen, ein System in deinen Alltag zu implementieren, das dich in den Rhythmus bringt, den du brauchst. Dafür ist dein persönliches Dosha zunächst zweitrangig. Also lass uns mit dem Rhythmus und der Struktur starten!

Die Doshas befinden sich, wie schon erwähnt, nicht nur in dir, sondern auch um dich herum. Alles in der Natur hat einen Einfluss auf uns. Die Doshas wirken nicht nur in unseren Körpern, sondern sie übernehmen auch zu bestimmten Tageszeiten, Jahreszeiten und Lebensphasen die Führung. Dieses Wissen ist Gold wert und die optimale Grundlage für unseren Einstieg ins Ayurveda. Damit hast du die Möglichkeit, ohne Überforderung zu starten und schnell große Ergebnisse zu sehen. Außerdem schulst du anhand dieses Wissens optimal dein Körpergefühl und legst die perfekte Grundlage für deine Gesundheit und für den späteren Einstieg in die Dosha-gerechte Ernährung. Lass uns mit dem kleinsten Zyklus anfangen: dem Tageszyklus.

DIE DOSHA-UHR ODER DER ZIRKADIANISCHE ZYKLUS

Jedes Dosha hat im 24-Stunden-Rhythmus unseres Tages zwei Phasen von jeweils vier Stunden, in denen es die Führung übernimmt. Das bedeutet, dass dieses Dosha mit seinen eigenen Qualitäten am präsentesten in der Natur ist und auch die Abläufe in unserem Körper steuert. Egal, wie sehr wir glauben, uns durch unser modernes Leben mit elektrischem Licht, immer verfügbarer Nahrung und wärmenden Häusern autark gemacht zu haben, jede unserer Zellen unterliegt weiterhin den Rhythmen der Natur. Wir können so tun, als wäre dem nicht so, aber die Konsequenzen daraus sind für alle sichtbar. Wir werden immer kränker, entwickeln eigenartige Krankheiten, die interessanterweise Zivilisationskrankheiten genannt werden, und entfernen uns immer mehr von unserer natürlichen Lebensfreude. Drehen wir aber unser Kanu um und schwimmen mit dem Strom der Natur und dem eigentlichen Rhythmus unserer Zellen, atmet unser Körper erleichtert auf, macht sich an die Arbeit und bringt uns wieder in unser persönliches Gleichgewicht. Lass uns den Rhythmus genauer anschauen.

Von 6 bis 10 Uhr morgens und von 18 bis 22 Uhr abends dominiert das Kapha-Dosha. Es steigt an bis zum Peak um ungefähr 8 Uhr beziehungsweise 20 Uhr und nimmt dann langsam wieder ab, bis um 10 Uhr beziehungsweise 22 Uhr das Pitta den Staffelstab übernimmt. Pitta ist von 10 bis 14 Uhr und von 22 bis 2 Uhr am aktivsten mit einem Peak gegen 12 Uhr beziehungsweise 24 Uhr. Und die übrigen Zeitfenster von 2 bis 6 Uhr morgens beziehungsweise 14 bis 18 Uhr abends sind von Vata dominiert mit einem Peak gegen 4 Uhr beziehungsweise 16 Uhr. In der folgenden Abbildung ist es gut zu erkennen.

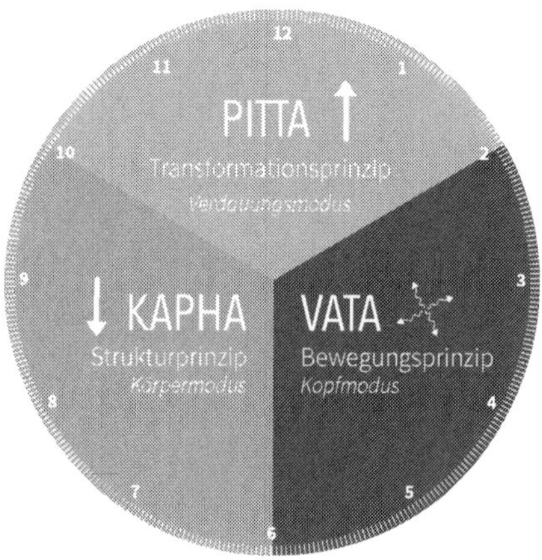

VATA-ZEIT	PITTA-ZEIT	KAPHA-ZEIT
2–6 UHR	**10–14 UHR**	**6–10 UHR**
Optimal für Meditation, weil wir zu dieser Zeit am »durchlässigsten« und »ätherischsten« sind	Optimal für die Hauptmahlzeit, ein ausgiebiges Mittagessen mit Fett und Eiweiß	Optimal für ein leichtes, anheizendes Frühstück, um das Verdauungsfeuer zu entfachen
14–18 UHR	**22–2 UHR**	**8–22 UHR**
Optimal für Kreativzeit und ein leichtes Abendessen	Optimal für Entschlackung und »Verdauung« des Tages	Optimal für leichte körperliche Betätigung und Lebensgenuss

Lass uns noch etwas genauer hinsehen. Meine Oma hat frei nach dem Spruch »Frühstücke wie ein Kaiser, iss zu Mittag wie ein König und zu Abend wie ein Bettelmann« gelebt. Es gab mittags die Hauptmahlzeit und abends nur noch eine Kleinigkeit. Genau darum geht es auch im Ayurveda. Wie du weißt, ist Pitta, das Transformationsprinzip, der Verdauungsprofi. Das bedeutet: Mittags um 12 Uhr, wenn die Sonne am höchsten steht und das Pitta im Peak ist, stand auch bei Oma das Essen auf dem Tisch. Für unser Verdauungsfeuer ist das ideal. Es lodert ordentlich hoch und kann komplexe Nahrung, auch die, die etwas schwerer zu verstoffwechseln ist, verdauen.

Allerdings ist es so, dass wir unser Feuer, das Agni, in unserem Bauch unterstützen oder schwächen können. Das hängt ganz davon ab, wie deine Mahlzeit am Morgen war. Wenn wir, wie viele gesundheitsbewusste Menschen, ein trockenes Müsli mit Getreideflocken, Joghurt und frischem Obst essen, tun wir unserem Feuer keinen Gefallen, denn das ist sehr schwer zu verdauen. Was genau leicht und was schwer zu verdauen ist, erfährst du später. An dieser Stelle geht es darum, dass du den Stoffwechselprozess verstehst. Es ist ganz simpel. Wie ein Lagerfeuer oder ein Grill muss der Prozess erst einmal angezündet werden. Um ein Feuer zu entfachen, nimmt man etwas Papier, türmt dünne kleine, möglichst trockene Holzstückchen darüber und legt dann einen oder zwei mittelgroße Holzscheite obenauf. Du nimmst also zunächst Dinge, die sehr leicht brennbar sind und die dann die etwas größeren Holzscheite entzünden. Haben diese Feuer gefangen, brennt es stabil, sodass man noch größere Scheite und sogar etwas schwerer Brennbares darauflegen kann. Dann hat das Feuer den Höchststand erreicht. Danach wird es langsam kleiner, bis nur noch etwas Glut vorhanden ist. Zu diesem Zeitpunkt würde man auf einen Grill keine dicken Fleischstücke mehr legen, da diese nicht mehr gar werden würden. Viel passender ist es jetzt, etwas Brot zu rösten oder Ähnliches, das nicht so viel Hitze braucht.

Genauso läuft es auch bei dir im Bauch. Morgens wird mit dem Frühstück das Verdauungsfeuer entfacht. Machen wir einen guten Job, lodert es zur Mittagszeit richtig hoch und wir können unsere Hauptmahlzeit genießen und auch gut verdauen. Zum Abend hin haben wir nur noch ein bisschen Glut im Bauch, die nicht mehr so viel Kraft hat. Essen wir dann, wie viele Menschen es sich angewöhnt haben, unsere Hauptmahlzeit, hat das weitreichende Konsequenzen.

Lass uns noch einmal auf die Dosha-Uhr schauen. Wir stellen uns also vor, wir haben morgens, vielleicht gegen 6, 7 oder 8 Uhr, das Feuer entzündet. Mittags haben wir so richtig schön Hunger. Das ist übrigens das wichtigste Zeichen dafür, dass unser Verdauungsfeuer bereit ist für neue Nahrung. Hunger ist die Art, wie dein Körper mit dir kommuniziert, er signalisiert dir so, dass er aufnahmebereit ist. Hast du keinen Hunger, ist er nicht bereit für neue Nahrung. Daher: Iss nur dann, wenn du auch Hunger hast. Und ja, auch da braucht man nicht komisch werden!

Mittags gibt es eine richtig leckere, ausführliche Hauptmahlzeit, irgendwann zwischen 10 und 14 Uhr. Da unser Feuer bereit war für Essen, gibt es auch kein Nachmittagstief (weitere Tipps dazu und Näheres zu deinem Stoffwechsel erfährst du später noch). Du genießt nun einen kreativen Nachmittag. Denn das kennst du bestimmt auch: Nach dem Nachmittagstief, über das so viele klagen, kommt irgendwie die zweite Luft, wie die Jogger sagen. Du hast neue Energie. Das ist das Vata, das ansteigt und uns bewegter werden lässt. Kommunikative und kreative Beschäftigungen sind in dieser Zeit ideal. Gegen 18 Uhr essen wir noch eine Kleinigkeit. Das Abendessen heißt im Englischen *supper*, das kommt von *supplement* und bedeutet so viel wie »ein kleines Etwas«. Wir essen also noch ein kleines Etwas, das die Aufgabe hat und auch erfüllt, uns ohne Hunger gut über die Nacht und bis zu unserer nächsten Mahlzeit, dem Frühstück, zu bringen. Essen wir, wie die meisten, irgendwann nach 18 Uhr die Hauptmahlzeit unseres Tages, dann ist es so, als würden wir große, nasse Holzscheite auf unsere glühenden Kohlen werfen. Das wird wahrscheinlich nichts, zumindest nichts Gutes. Der Körper wird zwar alles geben, um diese Aufgabe zu erledigen. Das tut er, indem er versucht, noch mal hochzuheizen. Er mobilisiert also alle Kräfte, um gegen den Nahrungsberg anzukommen. Allerdings befinden wir uns mittlerweile in der Kapha-Zeit. Kapha hat am allerwenigsten Kraft für Verdauung. Diese Phase des Tages ist eigentlich für Ruhe, Genuss und Lebensfreude gedacht. Haben wir aber eine große Mahlzeit zu uns genommen, sind wir wahrscheinlich voll und träge und können nur noch aufs Sofa. Laut Dosha-Uhr gehen wir idealerweise vor 22 Uhr ins Bett, um von der schweren, trägen Kapha-Energie zu profitieren und leicht in einen tiefen und erholsamen Schlaf zu finden. Ist unser Körper aber mit der Verdauung einer großen Mahlzeit beschäftigt, werden wir sehr wahrscheinlich erst später müde, gehen spät ins Bett und bekommen nicht die nächtliche Regeneration, die unser Körper braucht.

DIE ABENDMAHLZEIT UND UNSER TÄGLICHER DETOX

Es gibt noch ein weiteres, wie ich finde, schwerer wiegendes Problem. Zwischen 22 Uhr und 2 Uhr morgens dominiert Pitta. In dieser Zeit wird das körpereigene Detox-System angeworfen. Ich nenne das die sekundäre Verdauung, auch wenn dies nicht wissenschaftlich korrekt ist. Ich finde aber, der Begriff macht deutlich, worum es geht. Primäre Verdauung ist für mich, wenn wir das, was wir oben in den Mund stecken, verstoffwechseln, verwerten und dann ausscheiden, was wir nicht gebrauchen können. Sekundärer Stoffwechsel ist, wenn das Pitta, also das Transformationsprinzip, vorherrscht und nicht mit primärem Stoffwechsel beschäftigt ist. Wenn wir also um 22 Uhr die letzte Mahlzeit fertig verdaut haben, kümmert sich dieses Transformationsprinzip darum, im Körper aufzuräumen und zu entrümpeln.

Ich erzähle das auch gerne in meinen Vorträgen. Vor etwa zwei Jahren, als ich auf einem Yogafestival, draußen auf der Wiese bei schönstem Sonnenschein, von diesem sekundaren Stoffwechsel erzählt habe, erklärte ich, man könne sich das vorstellen wie eine innere Putzfrau, die vorbeikommt, um ordentlich sauber zu machen. Wenn aber alles vollliegt und ein Durcheinander herrscht, dann muss natürlich erst mal aufgeräumt werden und die Putzfrau kommt nicht dazu, sauber zu machen. Da meinte einer der Zuhörer: »Das ist Natascha. Dann kann Natascha nicht ihre Arbeit machen. So heißt meine Putzfrau.« Und seitdem ist diese innere Putzfrau für mich Natascha.

Wenn wir zu spät zu viel essen, dann kann Natascha nicht durchwischen. Haben wir aber vorher aufgeräumt und sind fertig mit der primären Verdauung, weil die letzte Mahlzeit leicht und früh war, dann wird der ganz Dreck, der sich angesammelt hat, aus den Ecken und Ritzen herausgeputzt. Entzündungsherde werden gelöscht, Schlacken werden abtransportiert, Erreger können effektiv bekämpft werden.

Verhindern wir regelmäßig, dass Natascha diesen Großputz machen kann, verdreckt unser Körper nach und nach immer mehr. Achtung, das bedeutet nicht, dass es ein Problem ist, hin und wieder seine Sachen herumliegen zu lassen. Wie bei meiner Tochter, die nicht aufräumen wollte, weshalb unsere Putzfee diese Woche ihr Zimmer nicht sauber gemacht hat. Jetzt ist es schon sehr krümelig bei ihr, aber in zwei Tagen wird wieder ordentlich geputzt, weil sie aufgeräumt hat. Darum: alles gut. Würde sie das aber Woche um Woche tun, dann würden die Krumel irgendwann allein aus dem Zimmer gelaufen kommen und es gäbe ein Problem.

Genauso ist es in unserem Körper. Hin und wieder spät und schwer zu essen ist kein Problem. Wahrscheinlich schlafen wir in der Nacht nicht so tief und so erholsam wie sonst, aber das ist kein Drama. Machen wir das allerdings permanent, so wie es sich ein Großteil unserer Gesellschaft angewöhnt hat, dann entstehen im Laufe der Zeit ernsthafte Probleme. Der Körper schafft es nicht mehr, Gifte abzutransportieren, und verdreckt. Entzündungsherde werden nicht gelöscht, sondern immer weiter befeuert. Zellen, Organe und Organsysteme werden immer weiter behindert im reibungslosen Ablauf ihrer Aufgabe – die Konsequenz: Wir werden krank.

Gehen wir nun davon aus, dass wir früh und leicht gegessen haben und vor 22 Uhr im Bett waren. Wir sind super eingeschlafen und Natascha hat ihren Job gemacht. Morgens um 2 Uhr übernimmt das Vata-Dosha die Führung, das Bewegungsprinzip. Vata hat jetzt die Aufgabe, all das, was Natascha aus den Ecken und Ritzen herausgekehrt und auf einen Haufen geschoben hat, abzutransportieren. Die Schlacken, oder auf ayurvedisch das Ama, wurden herausgelöst und in Richtung Verdauungstrakt gebracht. Jetzt wird es über die Entsorgungskanäle abtransportiert und herausgeschleust. Das merken wir an der Flüssigkeit, die wir nachts verlieren, der Notwendigkeit, morgens die Blase zu entleeren, dem Belag auf der Zunge am Morgen und idealerweise an dem Bedürfnis, nach dem Aufstehen den Darm zu entleeren. Das Bild, das es dazu im Ayurveda gibt, ist: Alles, was noch von gestern in unserem Körper war, wird abtransportiert, um frisch wie ein unbeschriebenes Blatt ohne Ballast in den neuen Tag zu starten.

Allerdings ist das Entleeren des Darms am Morgen nicht für alle von uns so einfach möglich. Die Gründe dafür sind unter anderem die Abendmahlzeit und dass unser Körper aus dem Rhythmus gekommen ist. Mahlzeiten finden immer wieder zu anderen Zeiten statt, es wird zwischen den Mahlzeiten gesnackt und abends schwer gegessen. Alles ist durcheinander. Ein anderer Grund kann dein Stoffwechseltyp sein. Einigen fällt die Entleerung leicht, anderen schwer. Dazu kommen wir gleich als Nächstes.

Ein Letztes noch, um den Zyklus vollständig zu machen: Idealerweise nutzen wir die Zeit, in der das Bewegungsprinzip die Hoheit hat, um uns aus den Federn zu katapultieren. Die Energie der Bewegung macht es uns leichter aufzustehen. Ab 6 Uhr morgens übernimmt wieder Kapha. Kapha ist das Dosha, das eher schwer und träge ist und aufs Sofa will. Die Energie von Kapha ist nach unten gerichtet. Das führt dazu, dass wir Probleme haben aufzustehen, und wenn wir aufgestanden sind, in die Gänge zu kommen. Stehen wir aber vor 6 Uhr auf, ist es ungleich viel einfacher, obwohl wir vielleicht etwas weniger geschlafen haben. Probier's mal aus, es stimmt.

Ist Vata im Ungleichgewicht, dann ist es das, was uns nachts weckt und nicht wieder einschlafen lässt. Der Klassiker ist, zum Vata-Peak aufzuwachen, also zwischen 3 und 4 Uhr. Dann wälzen wir uns hin und her und grübeln uns einen Wolf, bis wir – *surprise* – kurz vor dem Weckerklingeln, also sehr wahrscheinlich zum Beginn der Kapha-Zeit gegen 6 Uhr, wieder einschlafen, nur um uns dann gerädert gegen 7 Uhr in den Tag zu snoozen. Ja, natürlich trifft das nicht auf jeden von uns zu. Viele wachen nicht auf oder schlafen wieder ein oder der Wecker klingelt eh zu einer anderen Zeit. Aber ich höre unglaublich oft davon und die meisten von uns haben das das eine oder andere Mal am eigenen Leib erfahren. Darum die Empfehlung des Ayurveda: Stehe vor 6 Uhr auf und nutze das Vata anstatt den Kaffee, um in die Gänge zu kommen. Interessanterweise ist es für mich und viele unserer Kursteilnehmer sogar einfacher, an den Tagen, an denen sie eigentlich zu wenig Schlaf hatten, vor 6 Uhr aufzustehen. Die 30 Minuten oder eine Stunde mehr Schlaf, die man nach 6 Uhr aufsteht, machen die Leichtigkeit nicht wett. Dann lieber vom Vata morgens profitieren und am nächsten Abend deutlich früher ins Bett gehen, um das Defizit auszugleichen.

Jetzt kennst du den Ablauf eines Tages. Wichtig zu wissen ist noch, dass die Uhrzeiten Näherungswerte sind und sich am Stand der Sonne orientieren. Im Sommer mit seinen kurzen Nächten und langen Tagen brauchen wir tatsächlich weniger Schlaf und haben mehr Energie. Im Winter ist es genau umgekehrt. Dann gibt es noch die Zeitumstellung. So funktionieren jedoch unser Körper und die Natur nicht – von einem Tag auf den anderen eine Stunde Zeitverschiebung einfach hinzunehmen. Aber da sich diese Zeitumstellung auch am Sonnenstand orientiert, passt das schon. Generell gilt: nicht päpstlicher werden als der Papst. Oder wie ich immer sage: Auch mit der Uhrzeit braucht man nicht komisch werden. Die Dosha-Zeiten sind Näherungswerte. Je länger du dich mit der Dosha-Uhr beschäftigst, desto besser kannst du den Wechsel der Dosha-Dominanz tatsächlich erspüren.

JAHRESZEITEN

Neben den Tageszeiten, die erst einmal dein Fokus sind, sind im Ayurveda auch die Jahreszeiten wichtig. Wenn du beginnst, deinen Körper mehr wahrzunehmen, und zurück in deinen Tagesrhythmus findest, werden deine Antennen feiner und du nimmst auch andere Schwankungen besser wahr. Insbesondere die Jahreszeiten haben einen großen Einfluss auf unser Wohlbefinden und unser Gleichgewicht.

Die drei Bioenergien, die Doshas, zeigen sich ebenfalls in den verschiedenen Phasen des Jahres. Jedes hat in einer Phase die Oberhand. Das bedeutet: Egal, wie unsere individuelle Konstitution ist, wir werden auch durch das gerade vorherrschende jahreszeitliche Dosha beeinflusst. Das hat manchmal Vorteile, weil unser Dosha ausgeglichen wird. Manchmal aber ist es von Nachteil, weil es uns noch mehr in unser schon vorhandenes Ungleichgewicht treibt.

Zu diesem Thema, das mir sehr am Herzen liegt, könnte man ein komplettes eigenes Buch schreiben. Da wir uns hier auf die wichtigsten Grundlagen konzentrieren, reichen aber auch meine besten Quick-Tipps, die du beachten kannst im Jahreszeitenverlauf.

Herbst bis früher Winter = Vata-Zeit (Oktober bis Februar, Peak: Dezember)
Wenn es nach dem Sommer windig und kälter wird, steigt das Vata in der Natur an. Das bedeutet: Unabhängig von unserem eigenen Dosha werden die Vata-Qualitäten stärker. Je mehr Vata wir sowieso in unserer Konstitution haben, desto mehr bringt uns das ins Ungleichgewicht. Wahrscheinlich merken wir, dass wir mehr Schlaf brauchen, und schlafen gleichzeitig schlechter. Vielleicht sind wir unkonzentriert, fahrig und schnell überfordert. Wir neigen dazu auszutrocknen, insbesondere die Schleimhäute, was uns krankheitsanfälliger macht. Unsere Verdauung wird eventuell unregelmäßiger, sensibler, und wir neigen stärker zu Verstopfung.

Ausgleich: Achte darauf, mehr zu schlafen als sonst, reichhaltigere Nahrung zu dir zu nehmen und oft Eintöpfe, Suppen und auch Kitchari zu essen. Halte dich warm und reduziere deine Aktivitäten.

KITCHARI

Basisrezept für 4–6 Personen

Kitchari ist ein traditionelles ayurvedisches Gericht. Es ist maximal nährend und für deinen Körper extrem leicht zu verdauen. Deshalb wird es auch gerne als Detox-Essen genutzt. Es enthält alle sechs Geschmacksrichtungen und du kannst es zu jeder Mahlzeit zu dir nehmen. Du kannst es über einen längeren Zeitraum essen oder einmal die Woche einen Kitchari-Tag einlegen. Es ist supereinfach zu kochen. Dieses ist ein Basis-Kitchari. Du kannst das Gemüse je nach Geschmack variieren und auch die Gewürze sind austauschbar. Wenn du abnehmen möchtest, verändere das Verhältnis zwischen Reis und Mung Dal. Nimm dann zwei Teile Mung Dal und einen Teil Reis. Um zuzunehmen, mache es genau andersrum. Wenn alles so bleiben soll, wie es ist, nimm Dal und Reis im Verhältnis eins zu eins.

80g Mung Dal (gelbe halbierte Mungbohnen) – 200g Basmatireis – 2 Handvoll gewürfeltes Gemüse (ich mische gerne eine unterirdische Sorte mit einer grünen, also zum Beispiel Süßkartoffel und Grünkohl oder Möhren und Spinat, aber der Fantasie sind keine Grenzen gesetzt; einfach nur Lauch ist auch lecker) – ½ EL Ajowan (Selleriesamen) – ½ EL Fenchelsamen – ½ EL Kreuzkümmelsamen – ½ EL Kurkuma – ½ EL frischer Ingwer – 1 TL Salz – 2 EL Ghee oder Kokosöl

1. Reis und Mung Dal über Nacht (mindestens aber 30 Minuten) in Wasser einweichen. Danach gründlich mit Wasser abspülen.
2. Ghee in den Topf geben und den Ingwer und die Samen darin anrösten (du kannst die Gewürze auch als Pulver verwenden; dann nur ganz kurz hinzugeben, sie brennen schnell an). Kurkuma zugeben.
3. Mungdal, Reis und das unterirdische Gemüse dazugeben und mit Wasser auffüllen, bis alles bedeckt ist. Aufkochen lassen und bei kleiner Hitze etwa 20 Minuten köcheln lassen. Eventuell zwischendurch Wasser nachfüllen.
4. Nach 10 bis 15 Minuten das grüne Gemüse dazugeben. Zum Schluss mit Salz abschmecken. Lecker!

Später Winter bis Frühling = Kapha-Zeit (Februar bis Juni, Peak: April)
Im Frühling wird es für Kapha schwer und auch alle anderen neigen mehr zu Schwere, Lethargie und Langsamkeit. Wir haben einen geringeren Nahrungsbedarf und unser Stoffwechsel wird langsamer. Wir neigen dazu, Wasser einzulagern, Erkältungen plagen uns. Vielleicht nehmen wir ein paar Kilos zu und kommen nicht gut vom Sofa hoch.

Ausgleich: Achte darauf, schon dann, wenn die Kapha-Zeit sich ankündigt, leichter zu essen und mehr Bitterstoffe und Zusammenziehendes in deinen Essensplan zu integrieren (zum Beispiel dunkelgrüne Blätter und Hülsenfrüchte, mehr dazu auf Seite 84). Iss insgesamt weniger und bringe dich mehr in Bewegung. Jetzt ist die optimale Zeit für die Reduktion tierischer Produkte jeglicher Art auf unserem Speisezettel und für intensive sportliche Betätigung, bei der wir ordentlich ins Schwitzen kommen.

Sommer = Pitta-Zeit (Juni bis Oktober, Peak: August)
Im Sommer muss Pitta gut aufpassen, nicht zu überhitzen. Wir brauchen weniger Substanz an Nahrung, stattdessen sollten wir darauf achten, viele Bitterstoffe zu uns zu nehmen und nicht in der Mittagssonne zu überhitzen. Unser Stoffwechsel wird schneller und wir werden vielleicht auch vom Gemüt her hitziger und mutiger. Es kommt häufiger zu Hautproblemen, Ausschlägen oder aber auch zu stärkeren Verspannungen als sonst.

Ausgleich: Achte darauf, leicht und viel Grünes zu essen. Alles, was zusätzlich erhitzt, wie Ingwer, Zimt, Alkohol oder Chili, solltest du jetzt eher reduzieren. Trinke mehr als sonst und integriere mehr Kreativität und Leichtigkeit in deine sportlichen Aktivitäten und in andere Betätigungen, um Wettkampf und Leistung zu verringern.

Kernpunkte

Die Natur hält alles für uns bereit

Ayurveda ist die Wissenschaft des Körpers, die uns zeigt, wie wir aus uns heraus, in Einklang mit uns und der Natur, unser volles Potenzial leben können. Je weiter wir uns von der Natur und von uns entfernen, desto kränker werden wir und desto weniger leben wir in unserer natürlichen Kraft.

Die Funktionsprinzipien

Alles in uns und um uns herum wird durch die Doshas, die Funktionsprinzipien, gesteuert. Sie zeigen sich in unserem Körper, in unserem Geist, in der Natur und all ihren Zyklen. Es gibt drei Prinzipien: das Bewegungsprinzip (Vata), das Transformationsprinzip (Pitta) und das Stabilitätsprinzip (Kapha).

Der optimale Start mit Ayurveda

Verliere dich nicht in den Doshas. Damit kannst du dich näher beschäftigen, wenn du das Fundament gelegt hast. Und das erreichst du, indem du beginnst, dich an den Zyklen der Natur auszurichten.

Der zirkadianische Zyklus der Natur

Alles in uns ist den Rhythmen der Natur unterworfen, auch unser Stoffwechsel. Ein wichtiger Faktor dabei ist das Kaiser-König-Bettelmann-Prinzip und eine möglichst leichte und frühe Abendmahlzeit. Das ermöglicht es unserem Körper, seine natürliche Detox- und Regenerationsphase zu nutzen, was sehr wichtig ist, um Krankheiten vorzubeugen.

Auch die Jahreszeiten haben einen Einfluss

Je mehr wir in unserem Tageszyklus angekommen sind, desto stärker spüren wir den Einfluss der Jahreszeiten auf unser System. Je mehr wir lernen, diese Schwankungen auszugleichen, desto fitter sind wir körperlich und desto mehr sind wir mental-emotional in unserer Kraft.

DER STOFFWECHSEL: DIE GRUNDLAGE DEINER GESUNDHEIT

Ayurveda will, dass wir möglichst lange und glücklich leben. Dafür brauchen wir einen gesunden Körper. Der Schlüssel ist unser Stoffwechsel und der steht in diesem Kapitel im Mittelpunkt. Laut Ayurveda haben fast alle Krankheiten ihren Ursprung in einem Ungleichgewicht des Stoffwechsels. Der Stoffwechsel ist also der zentrale Punkt, um den wir uns kümmern müssen, wenn wir das Gleichgewicht herstellen oder halten wollen.

Stoffwechsel bedeutet genau das, was das Wort besagt: Die Stoffe, die wir zu uns nehmen, werden in andere Stoffe, die für unseren Körper verwertbar sind, umgewandelt, und die Stoffe, die nicht oder nicht mehr benötigt werden, werden abtransportiert und ausgeschieden. Dieser Prozess ist die Grundlage für unseren Körper, sich selbst zu erhalten. Fast alle Zellen in unserem Körper werden ständig erneuert. In jeder Sekunde sterben in unserem Körper etwa 50 Millionen Zellen ab und ebenso viele erblicken das Licht der Welt. Bis auf ein paar Ausnahmen werden unsere gesamten Zellen im Körper innerhalb von drei bis vier Jahren einmal komplett erneuert. Einige durchlaufen längere Zyklen, wie zum Beispiel die Leberzellen: Die Leber braucht etwa zwei Jahre, um sich vollständig zu erneuern. Andere hingegen, wie zum Beispiel Teile des Magen-Darm-Traktes, haben sich innerhalb von zwei Tagen erneuert. Die abgestorbenen Zellen aus diesem Bereich bilden ein Drittel der Masse unseres Stuhlgangs.

Für die Zellerneuerung braucht der Körper natürlich eine ganze Menge Material. Dieses Material gewinnt er aus der Nahrung. Eine Aufgabe des Stoffwechselprozesses ist, dem Körper aus der Nahrung Baumaterial zur Verfügung zu stellen für all die neuen Zellen. Man kann sich leicht vorstellen, dass das Baumaterial aus »Pommes rot-weiß« eine andere Qualität hat als Baumaterial aus frischem, selbst gekochtem Biogemüse. Zellbaumaterial herzustellen ist ein Aspekt. Die zweite Aufgabe des Stoffwechsels ist die Energieproduktion. Das Ergebnis von einem gut laufenden Stoffwechsel ist viel Energie, die uns im Laufe des Tages zur Verfügung steht. Es ist leicht nachvollziehbar, dass die Qualität des Brennmaterials auch eine Auswirkung auf das Maß an Energie hat, das daraus gewonnen werden kann. Legen wir dünnes, trockenes Holz auf das Feuer und werfen noch Stroh obendrauf, lodert es schnell hoch und wird heiß, ist aber auch fix verbraucht. Legen wir hingegen dicke und schwere Holzscheite auf das Feuer, braucht es etwas länger, um durchzubrennen, allerdings haben wir auch länger etwas davon und wir haben mehr Zeit, um zu erkennen, wann wir wieder nachlegen müssen, damit das Feuer nicht ausgeht. Es gibt noch eine weitere Aufgabe des Stoffwechsels und das ist das Aufräumen. Egal, wie optimal wir uns ernähren, es bleiben immer unverdaubare Reste übrig, die entweder sofort ausgeschieden oder abgelagert werden, wenn die Ausscheidung gerade nicht möglich ist. Je besser unser Stoffwechsel läuft, desto weniger Dreck wird irgendwo gesammelt und desto effektiver ist er darin, immer wieder aufzuräumen und den Dreck oder das Ama, wie wir es im Ayurveda nennen, aus diesen Zwischenlagern wieder herauszuholen.

Die Aufgaben unseres Stoffwechsels sind also folgende:

- Zellerneuerung inklusive dem Herstellen von Gewebebausteinen und dem Abtransport der alten Zellen
- Energieversorgung für sämtliche Prozesse in unserem Körper und das Genießen des Tages samt dem Erledigen unserer Aufgaben
- Abtransport und Reinigung von den Stoffwechselendprodukten, die nicht benötigt werden, und das tiefere Reinigen von abgelagerten Schlacken

Sobald diese Prozesse nicht optimal funktionieren, gibt es Probleme im System. Die Zellerneuerung verlangsamt sich und wir altern schneller. Es wird immer mehr Dreck beziehungsweise Schlacken abgelagert, weil sie nicht effektiv abtransportiert werden, und wir verdrecken innerlich nach und nach. Wenn wir nicht regelmäßig dafür sorgen, dass dieser Dreck wieder abtransportiert wird, entstehen daraus Krankheiten. Aber auch unser Energiehaushalt gerät durcheinander, sodass uns nur noch wenig Energie zur Verfügung steht.

Im Grunde ist die Energiegleichung sehr einfach: Der Körper braucht eine Menge X an Energie, die er in den Stoffwechselprozess investieren muss. Diese Variable verändert sich aufgrund von zwei Faktoren. Je nachdem, wie gut die Verdauungskraft des Körpers funktioniert, muss er mehr oder weniger Energie in diesen Prozess investieren. Ist die Verdauungskraft stark, läuft es wie geschmiert. Ist die Verdauungskraft niedrig, verbraucht er mehr Energie. Die zweite Komponente ist die Art der Mahlzeit, die wir zu uns nehmen. Ist sie schwer verdaulich, brauchen wir viel Energie, um sie zu verstoffwechseln und die wertvollen Nährstoffe dem Körper zugänglich zu machen. Ist sie leicht verdaulich, brauchen wir wenig Energie und können direkt von den Nährstoffen profitieren.

Je schwerer verdaulich die Mahlzeit und je weniger Verdauungskraft wir haben, desto mehr Energie benötigt der Körper für diesen Prozess – Energie, die uns für unser alltägliches Erleben nicht mehr zur Verfügung steht. Dann schlafen wir schlecht und regenerieren uns schlechter in der Nacht. Wir kommen morgens unter Mühen aus dem Bett und am Nachmittag könnten wir direkt in den Tiefschlaf fallen. Diese Gleichung hat Ayurveda erkannt und will sie von beiden Seiten aus optimieren.

So geht es einerseits darum, unsere Verdauungskraft zu stärken, oder manchmal auch darum, sie davon abzuhalten, zu stark zu werden. Kurz gesagt: Die Verdauungskraft soll ins optimale Gleichgewicht gebracht werden. Andererseits geht es darum, die Mahlzeiten leichter verdaulich zu machen und hoch nährstoffreich zu gestalten, denn dann ist der energetische Aufwand möglichst niedrig und die energetische Wirkung möglichst hoch. Dann sind wir nicht nur optimal mit Nährstoffen versorgt, unsere Zellen erneuern sich optimal und all der Dreck wird regelmäßig abtransportiert, sondern wir haben auch über den gesamten Tag viel mehr Energie zur Verfügung.

Stell dir das mal vor! Du fühlst dich super in deinem Körper und du hast massenhaft Energie. Was würdest du da mit deinem Leben anfangen? Welche Projekte, die bisher immer liegen geblieben sind, würdest du angehen? Welche Bücher würdest du endlich lesen, welche Reisen, Ausbildungen und Abenteuer wärest du bereit anzugehen? Was würdest du in deinem Leben verändern, wenn du dich so fühlen würdest?

Meditation Das Warum für deinen Wohlfühlkörper

Setze dich aufrecht auf einen Stuhl, beide Füße stehen hüftbreit auf dem Boden, oder setze dich mit gekreuzten Beinen auf ein Kissen auf den Boden, sodass deine Knie niedriger sind als deine Hüften. Richte deine Wirbelsäule auf, hebe dein Brustbein und lass bewusst deine Schultern los. Lege deine Hände mit den Handflächen nach oben auf deinen Oberschenkeln ab und bringe Daumen und Zeigefinger zueinander. Entspanne deine Gesichtszüge und deinen Kiefer und löse die Zunge von deinem Gaumen.

Gehe mit deinem Bewusstsein in dein Herz. Fühle, wie es schlägt. Fühle das Leben in dir.

Mache dir bewusst, wie du bisher mit deinem Körper umgegangen bist. Hast du gut für ihn gesorgt? Hast du es ihm schwer gemacht? Was hatte dein Verhalten bisher für Konsequenzen? Stelle dir vor, wie es wäre, wenn du nichts ändern und genau so weitermachen würdest. Wie würden sich deine Gesundheit, deine Energie und deine Lebensfreude verändern? Wie würde sich das anfühlen?

Stelle dir jetzt vor, wie es sich anfühlen würde, wenn du vollständig in Balance wärst. Wie würde es sich anfühlen, wenn du dein Wohlfühlgewicht hättest? Wie würde es sich anfühlen, wenn du fit und stabil und voller Kraft und Energie wärest? Wie würde sich dein Start in den Tag anfühlen? Wie würde es dir am Vormittag, vielleicht bei der Arbeit, und am Nachmittag gehen? Wie würdest du den Abend verbringen und wie wäre dein Schlaf?

Gehe vollständig in das Gefühl und male dir ganz konkret bestimmte Situationen in deinem Alltag aus. Was wäre an diesen anders, wenn du in deiner Kraft wärst und dich richtig wohlfühlen würdest? Stelle es dir vor und gehe richtig in das Gefühl rein, als wäre es jetzt in diesem Moment schon genau so. Wie fühlt es sich an? Wie ist deine Energie? Stelle dir vor, wie du zum Spiegel gehst, dich anschaust und voller Liebe dein Spiegelbild siehst. Spüre die Kraft jetzt. Spüre das Wohlgefühl jetzt. Spüre auch die Bereiche, die dir in der Vergangenheit nicht gefallen haben.

Was machst du jetzt mit all der frei gewordenen Energie? Was wünschst du dir schon länger, wozu dir bislang die Kraft fehlte? Visualisiere, wie du es jetzt in Angriff nimmst. Tue es jetzt. Wie fühlt es sich an? Frei? Lebendig? Voller Genuss und Lebensfreude? Lege beide Hände übereinander auf dein Herz. Spüre die Dankbarkeit für diesen Körper. Spüre die Dankbarkeit für den Moment. Spüre die Fürsorge für dich selbst. Genieße dieses Gefühl. Lass es so kraftvoll und farbenfroh wie möglich entstehen.

Bleibe noch ein paar Momente in diesem Gefühl und erschaffe dir die Bilder vor deinem inneren Auge, betrachte, was alles möglich ist. Genieße es.

Dann bringe langsam dein Bewusstsein wieder zurück in deinen Körper. Lass deine Atemzüge tiefer werden, öffne langsam deine Augen und komme zurück ins Hier und Jetzt.

Lass dich von mir durch die Meditation führen und lade sie dir unter www.ichgold.de/buchmeditationen herunter.

Interessant ist, dass wir uns durch das Ungleichgewicht unglaublich begrenzen. Dieses Problem ist den meisten von uns aber gar nicht bewusst. Es kommt uns so normal vor. Wer braucht nicht erst mal einen Kaffee morgens, um in die Gänge zu kommen? Wer hat kein Nachmittagstief? Mal ein paar Tage keinen Stuhlgang zu haben, hie und da Luft im Bauch zu haben oder sauer aufzustoßen, das haben ja alle mal, nicht wahr? Na klar. Viele haben das manchmal, einige ständig. Aber laut Ayurveda ist es alles andere als normal, sondern der Ursprung und die Keimzelle von fast allen Krankheiten. Das fängt bei nervigen Verdauungsbeschwerden wie Verstopfung, Durchfall, Bauchschmerzen und Blähbauch an, geht dann weiter zu Erkältungskrankheiten oder anderen Infektionen, die wir uns aufgrund von einem geschwächten Immunsystem zuziehen, bis hin zu ernsthaften Krankheiten wie Diabetes, Alzheimer oder sogar Krebs. Ayurveda sagt: Wenn wir unseren Stoffwechsel ins Gleichgewicht bringen, ist das die beste und effektivste Krankheitsprävention. Wenn wir uns allerdings des Problems nicht bewusst sind, dann werden wir auch nicht dafür sorgen, das Problem zu beheben. Dabei ist es so einfach.

Es gibt aber noch ein weiteres Problem: Wir erzählen uns nämlich bestimmte Dinge über uns selbst, die wir für wahr halten. Wir glauben, so sind wir: Wir sind jemand, der viel Schokolade isst; der gerne über die Stränge schlägt. Wir sind jemand, der zu faul ist, sich regelmäßig zu bewegen; jemand, der keine Zeit hat zu kochen und sich um sich selbst zu kümmern und, und, und. Diese Liste könnte man endlos verlängern. Wir haben uns eine komplexe, tief eingravierte Geschichte über uns selbst geschaffen und zu unserer Identität gemacht. Diese Geschichte basiert auf Erfahrungen, die wir in unserer Kindheit gemacht haben, auf Erfahrungen, aus denen wir Schlussfolgerungen über uns selbst und das Leben gezogen haben, die unsere Sicht auf uns und unser Leben beschränken. An sich ist das nicht dysfunktional, zumindest solange wir uns dessen bewusst sind und daran arbeiten, diese begrenzenden Überzeugungen aufzulösen. Ist es uns nicht klar, entsteht ein Problem.

Wir denken Gedanken, die aus alten Überzeugungen heraus entstanden sind. Aus den Gedanken entstehen Gefühle, die uns dazu bringen, bestimmte Entscheidungen zu treffen. Diese Entscheidungen führen zu Taten, die wiederum zu Ergebnissen führen. Nach und nach werden diese Taten zu unseren Gewohnheiten. Und da diese Ergebnisse ihren Ursprung in unseren alten Überzeugungen haben, wiederholen wir alte Erfahrungen. So bestätigen wir uns die Überzeugungen immer wieder und bejahen damit unsere Identität – eine Identität, die nicht nur selbst erschaffen ist und zudem noch vollkommen fiktiv, sondern auch extrem begrenzend in den Möglichkeiten, neue Erfahrungen zu machen. »Ich bin jemand, der zu schwach ist, zu der Tüte Chips am Abend Nein zu sagen.« »Ich bin jemand, der sich vornimmt abzunehmen und es eh nie durchhält.« »Ich bin jemand, der zu undiszipliniert ist, um regelmäßig Sport zu machen.« Und zack, wieder eine Erfahrung, die uns unsere Identität bestätigt. Daher verstärken unsere Taten unsere Überzeugungen, die dann wieder die gleichen Gedanken hervorbringen. Wir befinden uns in einem Teufelskreis.

Aber es gibt Hoffnung. Wir können uns aus diesem Teufelskreis befreien. Einerseits geht es darum, unsere Überzeugungen und unsere Gedanken zu verändern, und auf der anderen Seite neue Handlungen und nach und nach neue Gewohnheiten zu implementieren. Wenn wir auf beiden Ebenen gleichzeitig arbeiten, also auf der mental-emotionalen Ebene und auf der Handlungsebene, ist der Veränderungsprozess besonders effektiv.

Meditation Erschaffe dir eine neue Identität

Halte einen Zettel und einen Stift bereit für Notizen während dieser Meditationsübung.

Setze dich aufrecht auf einen Stuhl, beide Füße stehen hüftbreit auf dem Boden, oder setze dich mit gekreuzten Beinen auf ein Kissen auf den Boden, sodass deine Knie niedriger sind als deine Hüften. Richte deine Wirbelsäule auf, hebe dein Brustbein und lass bewusst deine Schultern los. Lege deine Hände mit den Handflächen nach oben auf deinen Oberschenkeln ab und bringe Daumen und Zeigefinger zueinander. Entspanne deine Gesichtszüge und deinen Kiefer und löse die Zunge von deinem Gaumen.

Wir alle haben verschiedenste Glaubenssätze über uns selbst. Was denkst du über dich? Vervollständige in deinem Bewusstsein immer wieder den Satz »Ich bin eine Person, die …«. Ich werde dir ein paar Beispiele nennen und du vervollständigst deinen Satz für dich immer wieder und wieder.

Ich bin eine Person, die faul ist, die zu spät aufsteht, die zu dick oder zu dünn ist, die ungeduldig, fahrig, aufbrausend ist, die zu langsam, zu schnell, zu langweilig oder zu aufgesetzt ist. Ich bin eine Person, die lieber Ja sagt als Nein, die sich gut oder schlecht abgrenzen kann, die schnell gestresst ist, die überfordert, sauer, ängstlich ist. Ich bin eine Person, die gerne oder nicht so gerne mit Menschen zusammen ist, die sich wohlfühlt und sich so zeigt, wie sie ist, die sich manchmal verstellt, um gemocht zu werden. Ich bin eine Person, die …

Vervollständige diesen Satz immer wieder. Schaue in verschiedene Bereiche wie deine Familie, deine Herkunftsfamilie, deinen Job, deinen Alltag, dein Leben mit deinen Kindern, deinem Partner, deinen Freunden und mit dir selbst. »Ich bin eine Person, die …«

Öffne deine Augen, nimm den Stift und schreibe all die Gedanken auf. Schreibe oben auf das Blatt Papier: »Ich bin eine Person, die …«, und dann darunter alles, was du gerade herausgefunden hast. Schreibe all die Sätze auf, die dir ins Bewusstsein gekommen sind. Mache dir bewusst, wie du tatsächlich über dich denkst. Nimm dir Zeit dafür.

Wenn du damit fertig bist, schließe wieder deine Augen. Erinnere dich an unsere letzte Meditation. Stelle dir vor, wie es sich anfühlen wird, wenn du deinen Stoffwechsel ins Gleichgewicht gebracht hast und dich selbst lieben gelernt hast. Verbinde dich mit diesem Gefühl und mache es dir so präsent wie möglich. Wie wirst du dann über dich denken und wie wirst du sein, wenn du diese neue Version von dir selbst bist? Sage dir in deinem Bewusstsein den Satz »Ich werde eine Person, die …« und vervollständige ihn. Gehe wie eben alle Bereiche durch. Wie zuvor gebe ich dir ein paar Beispiele:

Ich werde eine Person, die sich liebt, die authentisch ist, die sich mit Leichtigkeit gesund ernährt, deren Stoffwechsel im Gleichgewicht ist. Ich werde eine Person, die in ihrer Kraft ist und sich lebendig fühlt, die mit ihren Lieben verbunden ist.

Finde deine Worte. Gehe in Gedanken die Bereiche deines Lebens durch und finde deine neuen Sätze: »Ich werde eine Person, die …«

Wie wirst du sein im Job, mit deiner Familie, deinen Eltern, deinem Partner, deinen Kindern, Freunden, deinen Hobbys und deinen Wünschen? Nimm alles, was dir einfällt, und vervollständige immer wieder den Satz: »Ich werde eine Person, die …« Fühle die Vorfreude. Fühle die Begeisterung, die Dankbarkeit und die Inspiration darüber, zu was für einer Person du dich entwickeln wirst. Spüre, wie es sein wird.

Öffne deine Augen, nimm den Stift und schreibe all diese Gedanken auf. Schreibe oben auf das Blatt Papier: »Ich werde eine Person, die …«, und dann darunter alles, was du gerade herausgefunden hast. All die Sätze, die dir ins Bewusstsein gekommen sind. Mache dir bewusst, zu wem du dich entwickeln wirst. Nimm dir die Zeit, die du brauchst.

Schließe noch einmal deine Augen. Lege beide Hände auf dein Herz und verbinde dich mit dieser zukünftigen Version deiner selbst. Wie wirst du dich fühlen, wenn du so bist? Spüre es jetzt. Mache es dir so präsent und lebendig wie möglich. Genieße dich. Das bist du. Das ist die nächsthöhere Version von dir selbst. Diese Version ist jetzt schon da. Spüre das Vertrauen in dich und in deinen Weg. Genieße das noch für einen Moment.

Dann bringe langsam dein Bewusstsein wieder zurück in deinen Körper. Lass deine Atemzüge tiefer werden, öffne langsam deine Augen und komme zurück ins Hier und Jetzt.

Lass dich von mir durch die Meditation führen und lade sie dir unter www.ichgold.de/buchmeditationen herunter.

DIE VERDAUUNG AUS AYURVEDISCHER SICHT

Dein Verstand ist nun ausgerichtet. Du hast durch die Meditation einen neuen Raum erschaffen, in den du dich hineinentwickeln kannst, erfahren, wie dein Körper sich anfühlt, wenn du wirklich in deiner Kraft und im Gleichgewicht bist. Lass uns jetzt deinen Stoffwechsel genauer anschauen.

Die erste Komponente ist: Was nehme ich zu mir? Dabei spielen alle in Kapitel 1 genannten Aspekte eine Rolle: Was esse ich? Wann esse ich? Wie viel esse ich? Esse ich passend zu meiner Konstitution?

Die zweite Komponente ist: Wie gut ist das Feuer, auf das ich die Holzscheite lege? Wie sehr ist mein Verdauungsfeuer im Gleichgewicht oder Ungleichgewicht? Und was hat das wiederum für eine Auswirkung auf die Verdauung?

Im Ayurveda unterscheiden wir zwischen vier verschiedenen Verdauungsfeuern. Das Verdauungsfeuer wird, wie du inzwischen weißt, Agni genannt. In der Schulmedizin ist das auf körperlicher Ebene gleichzusetzen mit deiner Verdauungskraft oder auch den Verdauungssäften. Aus ayurvedischer Perspektive ist das deutlich komplexer und es gibt weitere Ebenen, auf denen von Verdauungsfeuern oder Agni gesprochen wird, die weit über die Verdauungssäfte hinausgehen. Aber für den Moment und den Aspekt des Stoffwechsels, den wir uns jetzt anschauen wollen, reicht das Bild vollkommen aus. Lass uns herausfinden, wie dein Agni ist.

Dafür gilt es einen weiteren Aspekt zu beachten. Wie im Abschnitt über die Doshas beschriebenen, gehen wir im Ayurveda davon aus, dass du mit einer individuellen Konstitution geboren wirst. Diese Konstitution ist unveränderlich. Für diejenigen, die Fachbegriffe lieben (wahrscheinlich diejenigen, die viel Pitta in ihrer Konstitution haben, aber dazu später mehr): Diese Art der Konstitution wird als Prakriti bezeichnet. Das ist unser ursprüngliches Gleichgewicht. Durch unsere Lebensführung, interne wie externe Faktoren, geraten wir relativ zu unserem geburtlichen Gleichgewicht aus dem Lot. Dieser aktuelle Zustand unserer Konstitution nennt sich Vikruti. Unser Bestreben ist, in unser ursprüngliches Gleichgewicht zurückzufinden, also zu dem Zustand, in dem wir geboren wurden. Dafür schauen wir uns das aktuelle Ungleichgewicht an und versuchen, dieses auszugleichen. Wir wollen also herausfinden, wovon es gerade zu viel und wovon es zu wenig gibt. Dafür ist es ideal, sich unser Verdauungsfeuer genauer anzuschauen. Lass uns einsteigen in die vier verschiedenen Qualitäten der Verdauung.

DIE VIER VERDAUUNGSZUSTÄNDE

Wir unterscheiden zwischen vier verschiedenen Verdauungszuständen. Es gibt die optimale Verdauung und die Schieflagen der drei Konstitutionstypen.

Optimale Verdauung

Verdauen wir optimal, haben wir ein- bis zweimal am Tag eine vollständige Darmentleerung. Die Darmentleerung ist ein wichtiger Faktor in dem Beurteilen unserer Verdauungsqualität. Was ist eine vollständige Darmentleerung? Ich sage immer, mit der vollständigen Darmentleerung ist es wie mit dem Verliebtsein. Man kann es schlecht beschreiben, aber wenn du verliebt bist, dann weißt du, dass du es bist. Ebenso ist es mit der Entleerung. Wenn es eine vollständige Entleerung war, weißt du es. Sie sollte die Konsistenz von Zahnpasta oder einer reifen Banane haben: geformt, aber weich. Idealerweise entleerst du dich innerhalb von einer Stunde nach dem Aufstehen, ohne dass Kaffee als Hilfe benötigt wird. Weitere Kriterien für eine optimale Verdauung sind, dass du dich fit und voller Energie fühlst, und zwar den ganzen Tag über. Ein Nachmittagstief kennst du nicht und du bist frei von jeglichen Verdauungsbeschwerden, unabhängig davon, was du gegessen hast. Du hast ein stabiles Immunsystem und einen klaren, wachen Geist.

Sensible Verdauung: Das Feuer ist zu unregelmäßig, klassisch für Vata
Bei dieser Art der Verdauung neigen wir zu Unregelmäßigkeiten. Unsere Verdauung ist nicht so schön gleichmäßig wie oben beschrieben, sondern wechselhaft. Mal ist sie zu schnell und häufig, vielleicht sogar dünnflüssig. Mal ist sie zu langsam, gerne auch zu hart und oft deutlich seltener als täglich. Weitere Anzeichen sind unregelmäßiger Hunger, ein schwaches Immunsystem und häufige Verdauungsbeschwerden wie Blähbauch, Aufstoßen oder auch Flatulenzen. Menschen mit sensibler Verdauung neigen zu Unverträglichkeiten und Nahrungsmittelallergien. Die grundlegende Tendenz ist Verstopfung. Aufgrund der Sensibilitäten oder auch bei Stress kann es immer wieder zu Durchfall kommen.

Der Stuhlgang von Menschen mit sensibler Verdauung

- ist oft trocken oder hart, Hasenköttel-artig,
- ist wenig, nicht alles auf einmal oder weniger als einmal am Tag,
- wechselt zwischen Verstopfung und Durchfall,
- hat eine dunkle Farbe und einen starken Geruch,
- produziert oft Blähungen.

Heiße und schnelle Verdauung: Das Feuer lodert zu hoch, klassisch für Pitta
Wenn wir zu viel Hitze im System haben, läuft unsere Verdauung schnell oder sogar zu schnell. Verstopfung kennt dieser Verdauungstyp nicht, er hat eher mit zu dünnem Stuhlgang zu tun. Hier allerdings nicht aufgrund von Unverträglichkeiten oder Stress, sondern aufgrund eines zu heißen Verdauungsfeuers. Der Prozess läuft so schnell, dass der Darm nicht genügend Zeit hat, um dem Stuhlgang genügend Flüssigkeit zu entziehen. Neben Durchfall hat dieser Verdauungstyp auch mit Sodbrennen, saurem Aufstoßen oder Magenschmerzen zu tun. Das sind die Menschen, auf die der Begriff *hangry* passt. *Hangry* ist eine Kombination aus *hungry*, also hungrig, und *angry*, also verärgert beziehungsweise wütend. Im Deutschen würde dem der Begriff *wungrig* entsprechen. Diesen Menschen will man sich nicht in den Weg stellen, wenn sie Hunger haben. Sie haben grundsätzlich die Tendenz zu übersäuern. Daher kommt auch die Redensart »Ich bin sauer«, wenn man wütend ist.

Der Stuhlgang von Menschen mit heißer Verdauung

- ist oft breiig, ungeformt oder durchfallartig,
- erfolgt oft häufiger als zweimal am Tag,
- ist eventuell heiß oder brennend,
- ist eventuell heller, gelblich oder riecht stark.

Träge Verdauung: Das Feuer ist zu schwach, klassisch für Kapha

Außerdem gibt es diejenigen, deren Feuer nicht stark genug brennt. Sie sind grundsätzlich richtig gute Verwerter, ziehen also viel aus wenig Nahrung. Daher brauchen sie oft weniger, als sie zu sich nehmen. Es fehlt ihnen die Hitze, um große Nahrungsmengen zu verdauen. Sie haben nicht viel Hunger, aber oft Appetit. Durch die Trägheit ihrer Verdauung neigen sie zu Völlegefühl und Schwere nach dem Essen.

Der Stuhlgang von Menschen mit träger Verdauung

- ist oft langsam und seltener als einmal am Tag,
- ist eventuell schleimig,
- klebt an der Schüssel und sie brauchen viel Klopapier,
- ist hellbraun oder lehmartig.

ERKENNEN, WAS IST

Ein wichtiger Schritt zu einem gesünderen Körper ist, sich unserer Darmentleerung bewusst zu werden. Ich erinnere mich gut daran, wie ich das erste Mal bei einer Heilpraktikerin für chinesische Medizin war. Sie stellte mir in der Anamnesesitzung wahnsinnig viele Fragen dazu: Wie genau ist der Stuhlgang, wie riecht er, wie oft ist er, wie leicht geht es und so weiter. Ich weiß noch, wie ich dachte: »Woher zur Hölle soll ich das wissen? Gibt es tatsächlich Menschen, die diese Fragen beantworten können?« Heute könnte ich detailliert auf alle Fragen antworten. Ich kann genau sagen, wann mein Stuhlgang ist und was für eine Konsistenz er hat. Das alles mag zunächst komisch oder sogar befremdlich klingen, da wir in unserer Gesellschaft nicht gewohnt sind, über die Darmentleerung zu sprechen. Allerdings ist sie ein wichtiges Tool in der Navigation zu unserer Gesundheit im Ayurveda. Sie gibt uns unglaublich viel Auskunft darüber, was gerade im Argen liegt. Von dort aus können wir schlussfolgern, was wir brauchen, um wieder ins Gleichgewicht zurückzufinden.

VERDAUUNGS-QUICK-TIPPS

Sensible Verdauung – Vata

- Regelmäßigkeit und ein beständiger Rhythmus sind das A und O.
- Iss leicht verdaulich. Eintöpfe, Suppen, Gemüse und Getreide sind optimal.
- Reduziere Austrocknendes wie Hülsenfrüchte, Cracker oder gebratenes Fleisch und Fisch.
- Sei großzügig mit hochwertigen Ölen beim Kochen. Träufle gerne vor dem Servieren noch etwas Öl über dein Essen.

Heiße Verdauung – Pitta

- Reduziere Zwischenmahlzeiten, um das Verdauungsfeuer zu zügeln und nicht immer Hunger zu haben.
- Achte darauf, genug Substanz zu dir zu nehmen, um ohne Hunger bis zur nächsten Mahlzeit durchzuhalten. Fett und vor allem Eiweiß sind für dich wichtig. Du kannst auch komplexe Mahlzeiten und größere Mengen gut verdauen.
- Reduziere Fermentiertes, saure Früchte, Alkohol, rotes Fleisch und scharfes Essen, da sie das sowieso schon übersäuerte Milieu fördern.
- Iss viel Grünes und alles, was aus Kokos oder Minze ist. Das kühlt dein Verdauungsfeuer und trägt zum basischen Milieu bei.

Träge Verdauung – Kapha

- Reduziere deine Nahrungsmenge, vielleicht sogar auf zwei Mahlzeiten. Das macht dich leichter und dein Körper bekommt die Chance, an deine Reserven zu gehen.

- Genieße alles, was austrocknet und dich in Schwung bringt. Hülsenfrüchte und mutig gewürztes oder auch scharfes Essen sind ideal. Das hilft deinem trägen Stoffwechsel etwas auf die Sprünge.
- Reduziere alles, was sehr süß ist. Die erdende Qualität macht dich zu schwer.
- Mit Milchprodukten sei eher vorsichtig, sie fördern Feuchtigkeit im Körper, was zu Wassereinlagerungen und Schnupfen führen kann.

Merke: Deine Verdauung ins Gleichgewicht zu bringen ist einfach, wenn du die allgemeinen Infos beachtest, die du in diesem Buch erhältst. Es kann aber sehr komplex werden, wenn es spezifisch wird. Daher fokussiere dich auf die allgemeinen Infos, die insbesondere dann hilfreich sind, wenn du deinen Verdauungstyp ganz klar erkannt hast und gegensteuern willst.

Kernpunkte

Der Stoffwechsel ist die Grundlage unserer Gesundheit

Ist unser Stoffwechsel im Gleichgewicht, geht es uns blendend. Gerät er ins Ungleichgewicht, ist das der Ausgangspunkt für die Entstehung von Krankheiten. Diese entwickeln sich in sechs Stufen, wenn wir nicht frühzeitig darauf achten, uns wieder ins Gleichgewicht zu bringen. Unser Ziel ist eine optimale Verdauung und der Ausgleich der drei anderen Verdauungszustände der Doshas.

Unser Stoffwechsel hat drei Aufgaben

Er erneuert unsere Zellen, wozu das Herstellen neuer Gewebebausteine und das Abtransportieren der alten Zellen gehört. Er versorgt uns mit Energie für sämtliche Prozesse in unserem Körper, aber auch für alle anderen Dinge, die wir am Tag so vorhaben. Und er entsorgt Stoffwechselendprodukte, die nicht benötigt werden, und sorgt für die tiefere Reinigung von abgelagerten Schlacken in unserem Gewebe.

Wir brauchen ein starkes Warum für Änderungen in unseren Gewohnheiten

Alte Glaubenssätze halten uns in unseren alten Routinen. Richten wir uns innerlich aus und haben ein Bild im Kopf von der Person, die wir werden wollen, und davon, was sich dann ändern würde, fällt es uns leichter, durch schwierigere Phasen zu gehen.

Ein Verdauungsfeuer im Gleichgewicht ist die Grundlage für einen guten Stoffwechsel

Es gibt vier Verdauungszustände – die optimale Verdauung ist das Ziel. Ob sensible, heiße und schnelle oder träge Verdauung: Unsere Aufgabe ist, unser Verdauungsfeuer durch unsere Ernährungsgewohnheiten und Tagesroutinen zu schulen und nach und nach immer mehr zum optimalen Zustand zu bringen.

DIE SECHS STUFEN DER KRANKHEITSENTSTEHUNG

Aus ayurvedischer Sicht haben 95 Prozent aller Krankheiten ihren Ursprung in einer gestörten Verdauung. Mir ist wichtig, dass du dies nicht einfach glaubst, sondern den Prozess verstehst und lernst, dich und deinen Körper besser einzuschätzen. Daher erläutere ich im Folgenden den Prozess der Krankheitsentstehung aus ayurvedischer Sicht, bevor wir tiefer in die Ernährung eintauchen. Er ist verblüffend einfach und logisch nachzuvollziehen. Alles beginnt im primären Stoffwechsel.

DER SITZ DER DOSHAS

Jedes Dosha ist für bestimmte Vorgänge im Körper zuständig und hat dort in der Nähe seinen primären Sitz. Grob gesagt sitzt Vata hauptsächlich unterhalb des Bauchnabels, Pitta zwischen Herz und Nabel und Kapha über dem Herzen. Vata sitzt vor allem im Dickdarm, aber auch in der Blase und den Genitalien. Pitta findet man vor allem im unteren Magen, in Leber, Zwölffingerdarm und Dünndarm, und Kapha wohnt in den Atemwegsorganen, in der Schleimhaut und dem oberen Magen.

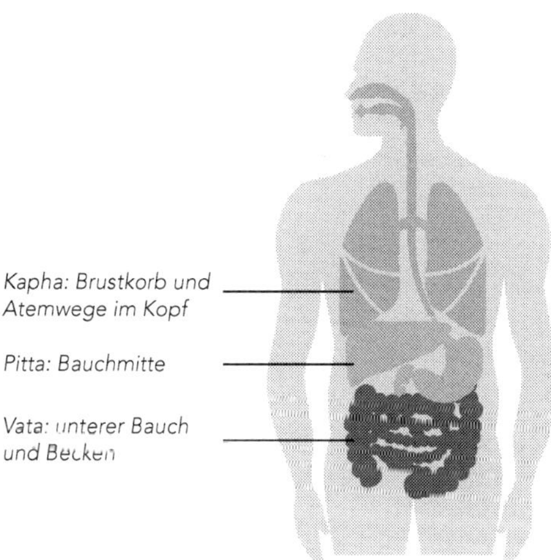

Wir gehen oft davon aus, dass Krankheiten vererbt werden. Wenn unsere Eltern oder Großeltern Diabetes, Herzinfarkte oder Alzheimer hatten, glauben wir, dass das Risiko groß ist, dass wir diese Krankheiten auch bekommen. Im Ayurveda sieht man das etwas anders. Was tatsächlich genetisch weitergegeben wird, ist unsere Konstitution, unser Prakriti, der Urzustand, mit dem wir auf die Welt kommen, also unser individuelles Gleichgewicht mit seinen Stärken und Schwächen. Was an Krankheiten entsteht, ist fast immer eine Folge der Lebensführung. Jedes Dosha hat seine »Sollbruchstelle« oder typische Krankheiten, die auftreten, wenn wir aus dem Gleichgewicht geraten. So neigt Vata zu Nervenkrankheiten wie Alzheimer oder auch Parkinson, Pitta entwickelt zum Beispiel Herzinfarkte oder Schlaganfälle und Kapha tendiert zu Tumoren oder Diabetes.

Diese Sollbruchstellen bringen wir mit. Allerdings haben wir durch unsere Lebensführung Einfluss darauf, ob wir diese Krankheiten entwickeln oder nicht. Der größere Faktor in der »Weitergabe« von Krankheiten über Generationen liegt aus ayurvedischer Sicht darin, dass wir die Lebensführung unserer Eltern übernehmen. Wir folgen ihnen einerseits darin, dass wir uns ähnlich ernähren, aber andererseits auch darin, ob und wie viel wir uns bewegen, wie wir mit Stress umgehen, wie hoch wir unser Leben takten, ob wir viel Wert auf Leistung legen, wie wir mit Emotionen umgehen, wie viel Nähe, Verbundenheit und Liebe wir leben und zum Ausdruck bringen. All diese Faktoren haben eine extreme Auswirkung darauf, ob wir in unserer Kraft leben oder uns immer mehr in ein ähnliches Ungleichgewicht wie unsere Vorfahren bringen. Das bedeutet aber auch, dass wir den Genen, wie wir es oft befürchten, nicht hilflos ausgeliefert sind, sondern unsere Gesundheit tatsächlich selbst in der Hand haben.

Wenn wir im Stadium der Ansammlung oder des Übermaßes reagieren, verhindern wir das Entstehen der allermeisten Krankheiten. Vielleicht ist dies nicht immer möglich, aber wir können mit einfachen Mitteln unser Leben so ausrichten, dass wir genau das immer mehr lernen. Ich war früher sehr oft krank – heute dagegen kaum noch. Wenn ich merke, dass sich ein Ungleichgewicht anbahnt, was sich bei mir oft durch Schwächezustände zeigt, mache ich sofort Pause. Ich nehme mich zurück, gönne mir extraviel Schlaf, gebe meinem Körper die Nahrung, die er braucht, und lasse die Arbeit ruhen. So bin ich meistens am nächsten Tag wieder topfit. Darum geht es im Folgenden. Was kannst du tun, um dich und deinen Stoffwechsel zu entlasten und dich mehr ins Gleichgewicht zu bringen? Dazu sei noch gesagt, dass – wie oben beschrieben – weiter fortgeschrittene Probleme nicht ausschließlich durch ein paar kleine Änderungen in der Ernährung zu heilen sind. Aber dennoch ist es so, dass alle Tools, die ich in diesem Buch mit dir teile, Verbesserungen und Linderung mit sich bringen, egal, auf welcher Stufe der Krankheitsstadien du dich befindest. Es lohnt sich in jedem Fall!

DIE SECHS STADIEN DER ENTSTEHUNG VON KRANKHEITEN

Krankheiten entstehen aus ayurvedischer Sicht in sechs verschiedenen Stadien:

STADIUM 1 – ANSAMMLUNG, AKKUMULATION

Es beginnt damit, dass ein Dosha sich über ein für dich natürliches Maß ansammelt. Das kann durch ungünstige Ernährung, schlechten Schlaf, Stress, Jahreszeitenwechsel, Reisen oder auch andere Ausnahmezustände wie Schlemmereien zu besonderen Anlässen entstehen. Solange dieser Zustand nicht dauerhaft anhält, ist es kein Problem und vollkommen normal. Ernähren wir uns nach der Schlemmerei wieder gesund, findet unser Körper selbstständig zurück ins Gleichgewicht. In diesem Stadium entstehen leichte Symptome. Haben wir ein wenig trainiertes Körpergefühl, kann es sein, dass wir sie gar nicht wahrnehmen. Insbesondere dann, wenn wir gelernt haben, über die Grenzen unseres Körpers hinwegzugehen. Vielleicht sind wir müder als normal, haben Verstopfung, Durchfall oder schlafen schlecht, achten aber nicht weiter darauf.

STADIUM 2 – ÜBERMASS

Sammelt sich das Dosha weiter an, kommt es zu einem Übermaß im Sitz des Doshas. Bei Kapha treten Symptome im Brustkorb auf, oftmals Schnupfen oder belegte Lungen. Pitta produziert vielleicht Sodbrennen oder Magenschmerzen und Vata reagiert oft mit einem Blähbauch oder Verstopfungen. All das sind Symptome, die auch schon bei der Ansammlung auftreten können. Beim Übermaß sind sie allerdings stärker und für uns deutlicher spürbar.

STADIUM 3 – AUSBREITUNG

Wenn sich das Dosha weiter ansammelt, ist irgendwann die Hütte voll. Dann tritt es über die Grenzen seines Sitzes hinaus und wandert durch den Körper. Es breitet sich immer mehr aus und sucht einen neuen Sitz. Bis zu dieser Stufe ist unser Gleichgewicht durch Lebens- und Ernährungsumstellung sowie gegebenenfalls durch ein leichtes Detox-Programm wieder herstellbar. Noch können wir es selbständig herbeiführen.

STADIUM 4 – FESTSETZUNG ODER INFILTRATION

Jetzt kommt unsere erbliche Prädisposition zum Tragen, zudem können auch Bereiche, die durch Stress, unterdrückte Gefühle oder frühere Verletzungen geschwächt sind, reagieren. Denn dort, wo das Dosha eine unserer Schwachstellen findet, lässt es sich nieder. Zu diesem Zeitpunkt ist der Verlauf der Krankheitsentstehung so weit fortgeschritten, dass wir sie wahrscheinlich nicht mehr allein rückgängig machen können. Jetzt können uns Anwendungen, ein Ayurveda-Therapeut, Kräutermaßnahmen und Co. helfen, um wieder ins Gleichgewicht zu finden. Bildlich gesprochen: Das nicht ortsansässige Dosha macht sich in einem Bereich unseres Körpers breit und übernimmt das Sagen. Die einheimischen Zellen sind verwirrt und können unter diesem Einfluss ihre Arbeit nicht mehr ordentlich machen. Zu diesem Zeitpunkt sind die Symptome nicht nur schwer mit dem ursprünglichen Ungleichgewicht in Verbindung zu bringen, sondern oft auch noch nicht konkret spürbar. Vielleicht haben wir hin und wieder leichte Rücken- oder Kopfschmerzen, nehmen an Gewicht zu oder anderes.

STADIUM 5 – MANIFESTATION

Dies ist das Stadium, in dem wir anfangen, zum Arzt zu gehen, denn die Symptome sind jetzt nicht mehr zu ignorieren. Dort bekommen wir eine Diagnose, die den ernsthaften Problemen einen schulmedizinischen Namen gibt. Bei Vata kann dies Degeneration und Zerfall sein, Dinge wie Osteoporose, Alzheimer, kaputte Gelenke, Multiple Sklerose und Ähnliches. Bei Pitta finden wir eher Entzündungen, Hormonprobleme, Geschwüre, Herzinfarkt, Schlaganfall oder Entartungen. Bei Kapha zeigen sich typischerweise Wucherungen, aber auch Übergewicht, Diabetes, Depressionen, Fettleber und Ähnliches. Im Ayurveda geht man davon aus, dass, wenn der Krankheitsverlauf bereits so weit fortgeschritten ist, es viel schwieriger ist, sie zu heilen. Darum wird ein großer Fokus auf die Prävention gelegt. Es ist leichter, Krankheiten zu verhindern, als sie zu heilen – eine Erkenntnis im Ayurveda, die ich liebe.

STADIUM 6 – CHRONIFIZIERUNG

Wenn wir in diesem Stadium angekommen sind, gibt es durch die manifestierte Krankheit strukturelle Veränderungen an den Organen und Strukturen. Es geht so weit, dass das Organ oder das Organsystem seine eigentliche Funktion nicht mehr optimal ausführen kann. Knochen werden instabil, Gelenke bewegen sich nicht mehr schmerzfrei, der Hormonhaushalt ist dauerhaft gestört und das Blut kann nicht mehr ordentlich transportiert werden.

Kernpunkte

Jedes Dosha hat im Körper sein Zuhause

Das Kapha-Dosha sitzt in den Atemwegen, im Kopf und im Brustkorb. Pitta hat sein Zuhause in der Körpermitte und Vata im unteren Bauch und Becken. Die Doshas sind in ihrem Zuhause dafür zuständig, dass alles optimal läuft. Geraten sie ins Ungleichgewicht, geraten auch die Abläufe, für die sie zuständig sind, durcheinander.

Mit einem optimalen Stoffwechsel Krankheiten verhindern

Fast alle Krankheiten beginnen mit leichten Stoffwechselstörungen. Wichtig ist, so zu leben, dass sich das Dosha in seinem Zuhause nicht zu stark ansammelt, sodass es auf eine andere Unterkunft im Körper ausweichen muss und auch dort für Durcheinander sorgt. Die Doshas in Balance zu halten ist daher die effektivste Prävention, um leichte, aber auch sehr ernste Krankheiten zu verhindern.

Krankheiten entwickeln sich in sechs Stadien

Im ersten Stadium vermehrt sich das Dosha an seinem Sitz und ruft leichte Verdauungsprobleme hervor. Im zweiten nimmt es weiter zu und die Verdauungsstörungen werden stärker. Im dritten Stadium beginnt das Dosha im Körper zu wandern, setzt sich irgendwo fest und produziert im vierten Stadium dort Probleme. Im fünften Stadium entstehen ernsthafte Krankheiten, die im sechsten Stadium chronisch werden und zu irreversiblen Schäden im Körper führen.

3

Die Umsetzung im Alltag

Alles Wissen nützt nichts, wenn du es nicht anwendest. Wenn du die folgenden Kapitel gelesen hast, bist du ein Profi. Du lernst konkret, deinen Stoffwechsel ins Gleichgewicht zu bringen. Du weißt, wie du Prioritäten setzt, um mit möglichst wenig Aufwand einen möglichst großen Effekt zu erzielen. Du kennst Stoffwechselkiller und Stoffwechselhelfer, weißt die Nahrungsmittel in deiner Küche einzuordnen und wie du ohne Nahrungsmittellisten alle sechs Geschmacksrichtungen in deine Ernährung integrierst. Mit allerhand Übungen und Meditationen überschreitest du alte Grenzen und steigst ein für alle Mal aus dem Ernährungswahnsinn aus.

DIE ANWENDUNG DER ACHT ERNÄHRUNGSASPEKTE

Du hast jetzt schon eine Menge gelernt und hast hoffentlich ein paar Erkenntnisse darüber gewonnen, was du verändern könntest und wo es vielleicht noch nicht ganz rundläuft. Nun kommen wir zur Umsetzung. In diesem Kapitel gehen wir Schritt für Schritt deinen Umsetzungsplan durch. Ich mache es dir so einfach wie möglich, versprochen! Wichtig ist, dass du das Kaizen-Prinzip beachtest. Wie ich aus unserem vierwöchigen Onlineernährungscoaching-Programm *Tellergold* weiß, kann ich das gar nicht oft genug sagen. Mach kleine Schritte. Wann auch immer du unter Druck gerätst, war der Schritt zu groß. *Remember*, wir streben nach einer Drei plus und vier von sieben Tagen reichen vollkommen aus. Mach kleine Schritte!

Vielleicht sitzt du schon auf Kohlen und willst jetzt direkt anfangen mit der Umsetzung. Das gilt sehr wahrscheinlich für dich, wenn du viel Vata in der Konstitution hast. Dann bist du schnell begeistert und willst sofort loslegen. Für diesen Fall habe ich dir den Quick-Start-Guide erstellt (siehe Kasten). Wenn du ein bisschen mehr Geduld hast, liest du einfach weiter.

DER QUICK-START-GUIDE

Wenn du darauf brennst, sofort loszulegen, ist diese Minianleitung für dich perfekt. Die Übersicht ist in drei Bereiche eingeteilt. Diese Art, Ayurveda in den Alltag zu integrieren, hat sich in unseren Kursen seit Jahren bewährt. Unsere Teilnehmer aus *Tellergold*, unserem vierwöchigen Coaching-Programm für ayurvedische Ernährung, lernen in dieser Reihenfolge alle sechs Schritte in kürzester Zeit. Die letzten beiden sind zunächst nicht so wichtig und am Anfang sorgen sie eher für Verwirrung und Überforderung, anstatt irgendeinen Nutzen zu bringen. Daher meine Empfehlung für Newbies: Konzentriere dich auf die Punkte 1 und 2.

EINSTEIGER: ESSENSRHYTHMUS UND ZEITFENSTER

Nimm dir für diesen Schritt mindestens eine Woche Zeit, besser noch zwei bis drei Wochen, dann wird es leichter und du kannst weitere Dinge verändern.

1. Struktur: Beginne mit deinem Essensrhythmus und iss deine Mahlzeiten zu ungefähr immer ähnlichen Zeiten. Halte dies an vier von sieben Tagen ein und reduziere das Snacken zwischendurch. Wenn du nur das aus diesem Buch mitnimmst, macht dein Stoffwechsel schon einen Freudensprung.
2. Fastenzeit: Halte das Zeitfenster, in dem du Nahrung zu dir nimmst, zwischen deiner ersten und der letzten Mahlzeit möglichst unter elf Stunden und dehne die Fastenzeit von der letzten bis zur ersten Mahlzeit auf 13 Stunden aus. Länger ist kein Problem, aber über ein Minimum von 13 Stunden freut sich dein Körper schon sehr.

FORTGESCHRITTENE: MENGEN UND HERKÜNFTE

Hast du diese Struktur einigermaßen stabil integriert, geht es weiter mit dem, was du zu dir nimmst. Dazu zählen die beiden folgenden Punkte.

3. Kaiser, König, Bettelmann: Zünde morgens durch ein leichtes Frühstück dein Verdauungsfeuer an, iss mittags ein feudales Mahl und abends nur so viel, dass du ohne Hunger bis zum Frühstück kommst. Was das genau bedeutet, erfährst du auf Seite 119.
4. Wenig verarbeitete Nahrung: Iss möglichst dicht an dem, wie die Natur es produziert hat. Wenn du alle Inhaltsstoffe kennst, die sich auf deiner Gabel befinden, kann auch dein Körper am meisten damit anfangen.

PROFIS: ERST DANN KOMMEN DIE DOSHAS

Lass dich von den Doshas nicht verwirren. Schon gar nicht am Anfang. Sie sind sehr wertvoll, aber die Punkte 1 bis 4 sind als Grundlage noch viel wertvoller. Hast du das erst mal integriert, ist der Rest so viel einfacher! *Trust me!*

5. Dosha-spezifisch: Achte darauf, dich für dein optimales Gleichgewicht an den Bedürfnissen deines Doshas zu orientieren. Jeder von uns ist anders.
6. Feinheiten: Beachte die Geschmacksrichtungen, wärme nur selten Essen auf, friere wenig ein, bewahre zubereitetes Essen nicht lange auf. Kurz: Iss so frisch wie möglich.

SHORTCUT: WILLST DU ES NOCH EINFACHER?

Dann hast du als Besitzer dieses Buches die Möglichkeit, zu einem günstigeren Preis an *Tellergold*, unserem vierwöchigen Onlinecoachingkurs, teilzunehmen. Das wird dir vieles erleichtern, da du von unserer Unterstützung und der tollen Community profitierst. Mehr dazu findest du auf Seite 221.

Wie du aus dem ersten Kapitel des Buches weißt, gibt es acht Aspekte, die Einfluss auf die Verdauung deiner Nahrung haben. Im Folgenden schauen wir uns jeden Aspekt genauer an. Du erfährst, womit du optimalerweise beginnst, wie du mit Stolpersteinen umgehst und was du dir für später aufbewahren kannst, um es dir jetzt möglichst leicht zu machen. Klar geht es darum, was du isst, aber eben auch um andere Dinge, die du dafür nutzen kannst, weiterhin deinen Kaiserschmarrn oder die Spätzle zu genießen, ohne damit direkt deine Verdauung lahmzulegen.

Wir schauen uns also folgende Aspekte genauer an:

- Der Zeitpunkt: Wann nimmst du das Essen zu dir?
- Essgewohnheiten: Wie nimmst du das Essen zu dir?
- Gefühle: Wie geht es dir beim Essen?
- Die Menge: Wie viel isst du?
- Herkunft: Woher kommt deine Nahrung? Isst du eine Mango aus Israel oder einen Kürbis von nebenan?
- Zubereitungsform: Wie bereitest du dein Essen zu? Roh, gekocht, frittiert?
- Kombination: Wie stellst du deine Nahrungsmittel zusammen?
- Wer isst was: Passt dein Essen zu dir?

Klingt komplex? *Relax*. Es kommt immer auf den Blickwinkel und die Anwendungsart an. Lass uns genauer hinschauen. Ich habe die acht Aspekte in der Reihenfolge aufgeführt, wie ich es für sinnvoll halte, sie zu integrieren. Über Ayurveda wissen die meisten, dass es Konstitutionstypen gibt und dass man sich idealerweise nach seinem Typ ernährt. Ich finde, das ist der perfekte Punkt, an dem man direkt wieder aussteigt. Denn wie soll das gehen? Dann muss ich nicht nur herausfinden, was ich für ein Typ bin und was ich brauche, sondern auch noch wie die ganzen Nahrungsmittel funktionieren oder wirken. Habe ich das tatsächlich gemeistert, stehe ich vor dem nächsten Problem, nämlich in der Regel nicht allein zu essen, sondern mit anderen zusammen. Die wiederum haben ihren eigenen Konstitutionstyp und brauchen wieder etwas ganz anderes zu essen als ich. Da denkt doch jeder: »Ich bin raus.« So ging es mir jahrelang. Aber es lässt sich viel einfacher gestalten. Wenn du die Faktoren anschaust, wirst du feststellen, dass die Konstitutionslehre der allerletzte Punkt ist: Passen die Eigenschaften des Essens zu den Eigenschaften des Essenden? Das ist zunächst vollkommen egal. Lass uns gemeinsam ein stabiles Fundament bauen mit den Bausteinen, die wir dafür brauchen. Und das sind nicht die Doshas, zumindest jetzt noch nicht.

Wir beginnen ganz oben und können schon mit dem ersten Punkt die größten Durchbrüche verzeichnen. Ob es um Gewicht, besseren Schlaf oder mehr Energie geht, schon allein durch das Anpassen deiner Ernährungsstruktur knackst du den Jackpot. Wenn das das Einzige ist, was du aus diesem Buch oder vom Ayurveda mitnimmst, flippe ich schon aus vor Begeisterung. Das ist das Allerwichtigste!

ZEIT: WANN NEHMEN WIR DAS ESSEN ZU UNS (ERNÄHRUNGSSTRUKTUR)?

Wie du von der Dosha-Uhr und meiner Oma weißt, ist es sinnvoll, sich nach der Sonne zu richten, wenn es um die Frage geht, wann und was wir essen. Du weißt, dass es sinnvoll ist, ein Frühstück zu dir zu nehmen, das dein Verdauungsfeuer anzündet, eine ausgiebige Hauptmahlzeit als Mittagessen zu haben und den Tag mit einer frühen, leichten Abendmahlzeit zu beenden. Das sind die Mahlzeiten, die wir uns gleich noch mal genauer anschauen werden. Ebenso wichtig ist das, was du zwischen den Mahlzeiten machst. In unserer bewegten Welt, in der wir ständig unterwegs sind und an jeder Ecke ein Bäcker, Kiosk oder Obstkorb auf uns lauert, ist es ein Leichtes, sich hier und dort mal einen kleinen Snack zu gönnen. Sei es der Schokoriegel, das Laugenbrötchen, die Hand voll Nüsse oder der Apfel: Wir leben in einer Gesellschaft, in der Snacken vollkommen normal ist. Für unseren Körper ist es das allerdings nicht. Für den ist das eine sehr große Herausforderung, um nicht zu sagen eine mittelschwere Katastrophe. Der Verdauungsprozess ist ein hochkomplexer Vorgang mit unterschiedlichsten Stadien. Unzählige Aktivitäten werden in einer exakt orchestrierten Reihenfolge abgespult, damit dieser Prozess vonstattengehen kann. Füttern wir unser Verdauungssystem allerdings permanent oder in sehr kurzen Abständen, gerät es ins Wanken. Das geht so weit, dass es im Ayurveda den etwas drastischen Spruch gibt: »Wenn du im Stehen isst, schaut dir der Tod über die Schulter.« Das drückt aus, wie schädlich es für uns ist.

In meinen Vorträgen nutze ich gerne das Reis-Beispiel, weil es das Problem so schön verbildlicht. Stell dir vor, du kochst Vollkornreis, der circa 25 Minuten köcheln muss. Du startest mit einem Teil Reis und zwei Teilen Wasser und bringst das Ganze zum Kochen. Nach zehn Minuten entscheidest du, doch eine größere Portion zu machen, wirfst eine weitere Handvoll Reis in den Topf und füllst Wasser nach, nach weiteren zehn Minuten das Gleiche noch einmal. Heraus kommt, wie man sich leicht vorstellen kann, eine eklige, breiige Masse, bei der einige Körner matschig zerkocht und andere noch ganz hart sind. Ungenießbar.

Genauso sieht es in unserem Bauch aus, wenn wir Nahrung zu uns nehmen, bevor der Verdauungsprozess abgeschlossen ist. Der Körper hat also die Wahl, entweder die schon fertig verarbeiteten Nahrungsbestandteile noch länger im Magen zu lassen, sodass sie gären oder faulen. Oder er könnte die noch nicht verdauten Bestandteile in den Darm weiterschleusen, wo der Körper die Nährstoffe dann nicht absorbieren kann. Beides ist nicht optimal. Es kommt zu Verdauungsbeschwerden und mangelnder Nährstoffabsorption, obwohl wir doch so gesundes Zeug zu uns genommen haben.

DER STOFFWECHSELPROZESS

Je nachdem, wie groß, wie komplex und zu welchem Zeitpunkt wir unsere Mahlzeit zu uns genommen haben, und je nachdem, wer wir sind, braucht der Körper Zeit zum Verdauen. Nehmen wir eine Hauptmahlzeit zur Mittagszeit als Beispiel. Die Nahrung ist circa ein bis drei Stunden im Magen. Von dort aus wird sie weitergeleitet in den Dünndarm. Oft ist es so, dass wir zu dem Zeitpunkt, an dem der Nahrungsbrei den Magen verlässt, ein Leeregefühl verspüren, das wir vielleicht mit einem Snack füllen wollen. Trinken wir einfach einen Schluck und warten einen Moment, verzieht sich dieses Gefühl schnell wieder. Im Zwölffingerdarm, dem ersten Abschnitt des Dünndarms, braucht der Speisebrei wieder ein paar Stunden, bis der Darm seine Arbeit des Aufspaltens und Absorbierens erledigt hat und der Speisebrei weitertransportiert wird. Ungefähr zu diesem Zeitpunkt, also drei bis fünf Stunden nach dem Mittagessen, ist der Körper wieder bereit für die nächste Nahrungsaufnahme und zeigt uns das durch Hunger.

SNACKEN

Das ist der Grund, warum Ayurveda sagt, dass du deinem Körper diese Zeit zwischen den Mahlzeiten lassen sollst, um seine Arbeit zu tun. Die Länge des Zeitraumes richtet sich nach unterschiedlichen Faktoren wie der Größe und Komplexität der vorherigen Mahlzeit, deiner Verdauungskraft und auch deinem Tagesablauf. Eine goldene Regel im Ayurveda lautet daher: Iss nur, wenn du Hunger hast. Hunger ist der wichtigste Indikator dafür, dass der Körper bereit ist, neue Nahrung aufzunehmen. Sehr schlau, oder? Er sagt uns Bescheid! Und ja, auch damit muss man nicht komisch werden. Wenn man ab und an mal ohne Hunger isst, geht davon nicht die Welt unter oder der Stoffwechsel zugrunde. Allerdings ist das eine der wichtigsten Regeln der ayurvedischen Ernährungslehre und eine, für die man sein Dosha nicht wissen muss, weil sie für alle Doshas gilt. Darum heißt die erste Aufgabe: Reduziere das Snacken!

Streng genommen zählt alles, was Verdauungskraft braucht, als Snack. Das sind nicht nur Dinge, die du isst, sondern auch der Cappuccino, die Apfelschorle oder ein Glas Bier. Und klar, alles, was gekaut werden muss, zählt auch dazu. Das geht von einem Brötchen oder Kuchen über den Schokoriegel bis hin zum Obstsnack oder der Handvoll Nüsse. Alles bringt deinen Stoffwechsel durcheinander wie im Reis-Beispiel. In einer perfekten Welt, in der wir aber nicht leben und auch nicht leben wollen (!), bedeutet das, dass du nur zu den Mahlzeiten etwas zu dir nimmst und zwischendurch, davor und danach ausschließlich Wasser und Tee trinkst.

In unseren Kursen lehre ich genau das: Reduziere das Snacken. Für einige wenige ist das leicht. Den meisten fällt es insbesondere am Nachmittag und am Abend sehr schwer. Das ist auch logisch, denn am Nachmittag, mit unserem Tief nach dem Mittagessen und dem Durcheinander, das die Vata-Zeit (14 bis 18 Uhr) eventuell mit sich bringt, ist es sehr verführerisch, nach einem Snack zu greifen. Nahrung verändert den chemischen und energetischen Prozess in unserem Körper. Auf energetischer Ebene erdet uns Nahrung. Bei mir hat es bestimmt eineinhalb Jahre gedauert, bis ich es geschafft habe, das Snackbedürfnis großteils aus meinem System zu streichen.

Sofern wir die Mahlzeiten an der Dosha-Uhr und unserem Verdauungssystem ausgerichtet haben, ist das Bedürfnis zu snacken rein emotional. Der Körper ist eigentlich gut versorgt und doch wollen wir uns irgendetwas in den Mund stecken. Es gibt vielfältige Gefühle, die dieses Bedürfnis auslösen, die bei jedem von uns anders sind. So können Angst, Überforderung, Unruhe, Stress, Wut, Einsamkeit, Langeweile oder vieles mehr dahinterstecken. Manchmal wollen wir gern Teil der Gruppe sein und essen den Geburtstagskuchen mit unseren Arbeitskollegen am Nachmittag, obwohl wir ihn eigentlich auslassen könnten. Oder wir sind am Abend erschöpft von dem anstrengenden Tag und belohnen uns mit einem Snack. Vielleicht hattest du einen doofen Anruf oder bist gestresst und greifst wie ferngesteuert immer wieder in die Schale mit Nüssen.

In all den Jahren der Arbeit mit Gewohnheitstraining, Coaching und persönlicher Weiterentwicklung habe ich festgestellt, dass Gewohnheitstraining an so einer Stelle nicht ausreicht. Ja, es ist sinnvoll, bestimmte Aspekte zu berücksichtigen und in unserer Wohnung, unserem Haus und unserem Arbeitsplatz Snacks nicht offen herumliegen zu lassen. Wenn du zehnmal am Tag an der Süßigkeitenschale vorbeigehst, ist es natürlich schwerer zu widerstehen, als wenn dort keine steht. Allerdings ist das keine Garantie dafür, dass wir lernen, Mahlzeitenpausen zu etablieren. Wenn das emotionale System dahinter nicht aufgelöst wird, kann die Gewohnheitsstruktur noch so geschickt sein, wir finden garantiert etwas zu essen, und wenn wir in die hinterste Ecke des Kühlschranks schauen müssen oder noch mal schnell zur Tanke fahren.

Bei vielen von uns ist das Snacken nicht nur eine schlechte Angewohnheit, sondern hat auch eine emotionale Komponente. Wir essen, um eine emotionale Lücke zu füllen. Dazu findest du im Abschnitt »Gefühle: Wie geht es dir beim Essen?« (siehe Seite 111) mehr Infos. Ich gehe dort genauer auf die verschiedenen Aspekte ein, wie unsere Gefühle mit unserem Stoffwechsel zusammenhängen, woher emotionales Essen kommt und wie du aus ihm herausfindest. Zwei Meditationen unterstützen dich dabei, dein emotionales Snacken zu reduzieren.

ESSENSZEITFENSTER

Das Snacken zu reduzieren ist der allererste Schritt. Um das zu tun, musst du allerdings auch Mahlzeiten haben, zwischen denen du das Snacken sein lassen kannst. Um die geht es im nächsten Schritt.

Die zweite Aufgabe ist darum das Schaffen einer Mahlzeitenstruktur. Iss ein Frühstück, das dein Verdauungsfeuer anheizt, idealerweise irgendwann zwischen 7 und 10 Uhr. Deine Hauptmahlzeit nimmst du mittags zwischen 10 und 14 Uhr zu dir und deine leichte Abendmahlzeit zwischen 16 und 19 Uhr. Wenn du einen Nine-to-five-Job hast, ist diese Struktur für dich wahrscheinlich einfach einzuhalten. Du hast geregelte Arbeitszeiten und so auch geregelte Zeitfenster für deine Mahlzeiten. Perfekt. Weiterhin bleibt das Ziel »bloß nicht komisch werden« oberste Priorität. Mit der Vier-von-sieben-Regel reicht es vollkommen aus, diese Struktur unter der Woche zu etablieren und am Wochenende ganz verrückt einfach deinem Freizeit-Flow zu folgen. Es kann sein, dass in dir das Bedürfnis entsteht, dich auch am Wochenende an diese Struktur anzulehnen, wenn du länger diesen Prinzipien folgst. Das ist natürlich fein. Folge deinem Gefühl. Für die Implementierung gilt aber: *Relax.* Vier von Sieben, das Kaizen-Prinzip der kleinen Schritte und die Drei plus als Maßstab für unser Gelingen reichen vollkommen aus. Es geht nicht um Perfektion, es geht um neue Gewohnheiten.

Nicht alle von uns haben eine von außen vorgegebene Struktur. Für diejenigen, die selbstständig sind, keinen Bürojob haben, viel auf Reisen sind oder im Schichtdienst arbeiten, sieht die Sache anders aus. Gehörst du dazu, musst du dir selbst eine Struktur schaffen, die dir einen Rahmen gibt. Danach gilt es zu lernen, diesen Rahmen an vier von sieben Tagen einzuhalten.

Für mich war das damals wahnsinnig schwierig. Als ich es das erste Mal versucht habe, bin ich kläglich gescheitert. Als Vata-Mensch hatte ich mir einen Alltag erschaffen, an dem jeder Tag anders aussah. Ich habe damals viel Yoga unterrichtet und als Grafikerin freie Aufträge angenommen. Es gab noch keine Kinder mit Schulalltag, die bestimmte Zeiten vorgegeben hätten. Ich hatte vollkommen freie Hand bei meiner Tagesplanung. Ich habe die Variabilität des Vata-Systems so richtig ausgekostet und fast jeden Tag mal hier, mal da gearbeitet, für mich selbst Yoga geübt, und zwischendrin hatte ich frei. Eine Struktur zu etablieren hat sich angefühlt wie ein Gefängnis. Mir Uhrzeiten zum Essen vornehmen und mich dann daran halten?! Das hat meinem Verstand gar nicht gefallen. Rückblickend weiß ich, dass mir der Support von außen und das Wissen um Gewohnheitstraining gefehlt haben. Deshalb habe ich genau das in unsere Kurse integriert. Ich habe von heute auf morgen versucht, alles zu ändern. Das klappte auch zunächst gut. Die Vata-Begeisterung hat mich mit Vollgas starten lassen. Allerdings dauerte es nicht lang: Nach drei bis vier Wochen ließ diese Begeisterung nach und ich glitt immer mehr in meine alten Routinen zurück. Und das, obwohl mir der Rhythmus und die Ernährung wirklich gutgetan hatten.

So ist das mit den Konstitutionstypen. Für Vata ist Struktur eines der wichtigsten Dinge und gleichzeitig superschwer zu integrieren. Kapha ist der Strukturprofi. Das ganze System liebt Stabilität und Gleichförmigkeit. Kapha-Menschen könnten ein bisschen Abwechslung und Ausbrechen aus gewohnten Bahnen hie und da sehr guttun. Auch Pitta kann strukturiert leben, neigt aber dazu, damit komisch zu werden. Vier von Sieben reichen Pitta-Menschen nicht aus, wenn schon, denn schon. Das muss dann mindestens an sieben von sieben Tagen eingehalten werden. So hat jeder seine persönliche Herausforderung mit den Themen.

Jetzt ist es an dir. Welche Struktur würde gut in deinen Alltag passen? Nimm dir deinen Kalender und finde an vier von sieben Tagen jeweils drei Zeitfenster für deine Mahlzeiten. Finde dein Frühstückszeitfenster irgendwann zwischen 6 und 10 Uhr, dein Mittagszeitfenster zwischen 10 und 14 Uhr und dein Abendessenszeitfenster zwischen 16 und 19 Uhr. Je nachdem, wie schwierig diese Planung für dich ist, kannst du dein Zeitfenster größer oder kleiner machen. Wähle ein Zwei-Stunden-Zeitfenster, wenn es sich für dich schwierig gestaltet. Wenn es für dich ganz einfach ist, verkleinere das Zeitfenster, zum Beispiel auf eine Spanne von 30 bis 60 Minuten. Idealerweise hast du zwischen deinen Mahlzeiten eine Pause von vier bis fünf Stunden. Ziel ist, zu jeder Mahlzeit ordentlich Hunger zu haben. Ist der Zeitraum zwischen zwei Mahlzeiten mal kürzer, achtest du darauf, dass die erste klein genug ist, sodass der Körper trotzdem zur nächsten Mahlzeit bereit ist.

Es gibt eine goldene Regel aus dem Gewohnheitstraining, um dir genug Zeit zur Adaption zu geben: Ändere nicht zu viel gleichzeitig. Ändere also nicht, was du isst, und zur gleichen Zeit, wann du isst. Dein erster Schritt ist, die Mahlzeitenstruktur zu etablieren und das Snacken zwischendurch und am Abend zu reduzieren. Das allein macht schon einen riesigen Unterschied für deinen Stoffwechsel. Erst, wenn du das etabliert hast, geht es an das Was. Dazu kommen wir gleich. Auf der gegenüberliegenden Seite findest du einen Plan, den du nutzen kannst, um deine Essenszeitfenster festzulegen. Bei den Zeitfenstern gibt es noch einen weiteren Aspekt, den ich noch nicht in der Gänze erwähnt habe. Deshalb lies noch den nächsten Abschnitt, bevor du dich auf deine Zeitfenster festlegst.

WOCHENPLAN

	Montag	Dienstag	Mittwoch	Donnerstag	Freitag	Samstag	Sonntag
6–7 Uhr							
7–8 Uhr							
8–9 Uhr							
9–10 Uhr							
10–11 Uhr							
11–12 Uhr							
12–13 Uhr							
13–14 Uhr							
14–15 Uhr							
15–16 Uhr							
16–17 Uhr							
17–18 Uhr							
18–19 Uhr							
19–20 Uhr							
20–21 Uhr							
21–22 Uhr							
Notizen für Nachtschichten							

INTERMITTIERENDES FASTEN

Viele, die ich kenne, würden gerne ein paar Kilo abnehmen. Natürlich nicht jeder. Aber ich muss sagen, es erschreckt mich schon, wie viele Frauen in unseren Kursen lieber dünner wären. Es gibt diejenigen, bei denen es tatsächlich sinnvoll wäre, ein paar Pfunde an das Universum zurückzugeben. Bei vielen Frauen ist es aber mehr ein Ausdruck der inneren Überzeugung »Ich bin nicht genug« oder »Ich bin nicht liebenswert«. Denn tief im System besteht die Hoffnung, dass, wenn ich erst mal weniger wiege, ich attraktiver und dann vielleicht endlich doch gut genug bin. Dieses Gefühl, gut genug zu sein, wird natürlich nie eintreten. Denn es ist nicht abhängig von dem, was die Waage anzeigt, oder davon, wie deine Jeans sitzt. Die Quelle dieses Gefühls liegt in unserem Herzen. Nur dort können wir diesen Shift machen.

Denjenigen, die durch den Verlust von ein paar Kilo ihrer Gesundheit, ihrem Schlaf oder ihrem allgemeinen Wohlbefinden etwas Gutes tun wollen, hat Ayurveda etwas anzubieten: intermittierendes Fasten. Das Nicht-Snacken, über das wir schon gesprochen haben, ist ein Teil davon. Wir nennen es auch Wasserfasten. Die Idee ist, nach jeder Mahlzeit zu fasten, bis die nächste Mahlzeit kommt, und zwar mit Wasser oder Tee. Das gibt unserer Verdauung den nötigen Platz, um ihren Job machen zu können. Wie du schon weißt, gibt es verschiedene Verdauungsphasen. Es gibt die primäre Verdauung, das, was im Verdauungstrakt von Mund bis Anus passiert. Und neben den feinen Stoffwechselprozessen in unseren Zellen und durch alle unsere Gewebeschichten hindurch gibt es noch das, was ich die sekundäre Verdauung nenne. Darüber haben wir oben schon gesprochen. Das ist Nataschas Job. Wie wir wissen, kann Natascha ihren Job nicht machen, wenn noch alles vollgemüllt ist. Bei Unordnung muss erst mal aufgeräumt werden. Haben wir spät gegessen, ist der Körper also mit Aufräumen beschäftigt und hat keine Zeit mehr zu putzen. Aufräumen bedeutet in diesem Fall: mit primärer Verdauung beschäftigt zu sein. Das Steak oder der Salat mit Fisch, die um 20 Uhr noch in unserem Magen gelandet sind, werden noch verstoffwechselt. Zack, ist die Nacht vorbei und es wurde schon wieder nicht geputzt.

Wenn wir Natascha allerdings nicht den Job versauen, sondern ihr sogar ein bisschen Extrazeit geben, passiert ein Wunder: Sie putzt ordentlicher, als du dir das vorstellen kannst. In der Regel saugt sie, feudelt und wischt Staub. Bleibt noch Zeit übrig, schrubbt sie den Ofen, reinigt den Kühlschrank und beseitigt die Flusen unterm Bett. Sie liebt ihren Job. Bekommt sie am nächsten Tag wieder mehr Zeit, braucht sie sich natürlich nicht noch einmal um Ofen, Kühlschrank und die Flusen kümmern. Dann nimmt sie anderes in Angriff: Sie putzt hinter den Schränken, poliert die Gläser und wechselt endlich mal die kaputte Glühbirne aus. Geht das die nächsten Tage so weiter, fängt sie an auszumisten, neu zu sortieren und kümmert sich auch um Dachboden und Keller. Alles wird von Grund auf gereinigt. Auch das schon erledigt? Dann ist es vielleicht an der Zeit, die alten Tapeten runterzuholen und die Fußleisten neu zu lackieren.

Auf deinen Körper übertragen bedeutet das: Lässt du Natascha mehr Zeit, legt sie so richtig los und macht groß reine in deinem Körper. Und das Verrückte ist: Sie braucht keine Anleitung, Extramotivation oder Gestaltungsideen. Das bringt

Kernpunkte

Reduziere das Snacken

Gib deinem Stoffwechsel die Zeit, die er für einen Verdauungsvorgang braucht. Wenn du ihn zwischen den Mahlzeiten mit Zusatzaufgaben in Form von Snacks belastest, kann er seine Aufgabe nicht optimal ausführen und du sorgst dafür auf Dauer für ein Ungleichgewicht.

Lege Essenszeitfenster fest

Gewöhne dir an, deine Mahlzeiten in etwa zur gleichen Zeit zu dir zu nehmen. Dein Körper findet sich in diesen Rhythmus ein und sorgt dafür, dass du hungrig bist und dein Verdauungsfeuer hoch lodert, wenn es Zeit zum Essen ist. In der übrigen Zeit konzentriert er sich auf die Verdauung und tiefergehende Stoffwechselprozesse, weil er weiß, dass er dafür Kapazitäten frei hat.

Mahlzeitenpause zur Gewichtsreduktion

Wenn du abnehmen möchtest oder viel Kapha hast, faste intermittierend und dehne die Pause zwischen der letzten und der ersten Mahlzeit aus. Je länger der Köper für die tieferliegenden Aufgaben Zeit bekommt, desto effizienter arbeitet er und die Pfunde werden purzeln.

sie alles mit. Das Einzige, was Natascha benötigt, ist Zeit: Zeit zwischen der letzten Mahlzeit und der ersten. Je früher dieses Zeitfenster liegt, desto besser für sie. Ayurveda empfiehlt eine Essenspause von mindestens 13 Stunden zwischen der letzten und der ersten Mahlzeit. Dieses Zeitfenster kann aber auch, vor allem wenn wir konstitutionell stabil sind oder gerne ein paar Pfunde abgeben wollen, ausgedehnt werden. Einige reduzieren das Essenszeitfenster, in dem sie Nahrung zu sich nehmen, auf bis zu acht Stunden und erweitern Nataschas Arbeitszeit auf 16 Stunden. Wow, das ist lang. Und nein, das ist nicht für uns alle funktional. Fühlst du dich schwach, bist eher zu dünn oder in einer anstrengenden Lebensphase, brauchst du wahrscheinlich regelmäßiger oder über einen längeren Zeitraum Nahrung. Und doch ist das intermittierende Fasten mit dem Ausdehnen der Arbeitszeit für Natascha eine effektive und einfache Methode, um den Körper regenerieren zu lassen und vielleicht auch ein paar Kilos abzugeben.

ESSGEWOHNHEITEN: WIE NIMMST DU DAS ESSEN ZU DIR?

Struktur in unsere Ernährung zu bringen ist ein wahnsinnig großer Gewinn. Sie lässt unseren Stoffwechsel runder laufen und gibt unserem Körper den Raum, die Arbeit zu machen, für die er gedacht ist. Wie du bei dem Aspekt des emotionalen Essens schon gemerkt hast, hängt mit dem Essen eine ganze Menge mehr zusammen als nur die bloße Nahrungsaufnahme. Das ist ein Grund, warum im Ayurveda die Ernährungsgewohnheiten so großgeschrieben werden. Es geht nicht nur darum, wann du isst und was du isst, sondern auch wie viel und wie du isst. Die Gefühle hängen überall mit drin und machen unseren guten Vorsätzen einen Strich durch die Rechnung. Aber wir bekommen das hin. Schritt für Schritt.

Wir leben in einer Welt, in der alles schneller und effizienter sein muss. Wir versuchen, so viel wie möglich in so wenig Zeit wie möglich zu quetschen. Es scheint etwas in uns zu geben, das uns glauben lässt, Multitasking und immer mehr und mehr sei besser. Unser System ist dafür aber nicht gemacht. Wir können nicht besonders gut mehrere Dinge gleichzeitig erledigen. Unser Verstand kann das nur sehr begrenzt. Du kannst atmen und das hier lesen. Du kannst telefonieren und dabei gehen. Wenn du dich aber besonders konzentrieren musst, weil zum Beispiel eine wichtige Entscheidung ansteht, würdest du diese nicht fällen, während du durch die trubelige Innenstadt läufst, sondern dir eher Ruhe gönnen. Das liegt daran, dass dein System dann weniger Informationen verarbeiten muss. Hat es weniger Arbeit, kann es die Dinge, die es gerade tut, besser ausführen. Ebenso ist es mit deinem Essen. Je mehr Aufmerksamkeit wir unserem Essen widmen, desto besser funktioniert unser Körper und desto besser kann er das, was wir ihm geben, auch aufnehmen.

Je mehr wir uns ablenken, desto schwieriger wird es. Und an der Stelle ist es tatsächlich egal, ob wir die Zeitung aufgeschlagen haben, nebenher auf dem Handy lesen oder ein intensives Gespräch mit unserem Vorgesetzten führen. Am besten für unseren Körper ist, wenn wir mit unserer Aufmerksamkeit beim Essen sind, während wir essen. Ich weiß, dass das für viele von uns utopisch ist. Ist Essen doch auch etwas Geselliges, das wir gerne mit anderen teilen. Und doch ist es für unseren Körper ein großer Unterschied, ob ich gerade einen Streit mit meinem Partner habe oder mich mit ihm darüber austausche, wie intensiv man den Rosmarin herausschmeckt.

Es gibt ein paar grundlegende Dinge, die wir beachten können, um achtsamer zu essen und unseren Körper im Verdauungsprozess zu unterstützen. Die grundsätzliche Regel lautet: Je mehr und intensiver wir uns nebenher mit anderen Dingen beschäftigen, desto mehr beeinträchtigen wir den Verdauungsprozess. Essen wir, während wir am Rechner arbeiten oder während wir gehen, stört das unseren Stoffwechsel. Essen wir hastig, im Auto oder in einer aufwühlenden oder stressigen Situation, kann unser Körper das, was wir zu uns nehmen, schlechter verwerten, und das sogar, wenn es tolles, frisches, selbst gekochtes Essen ist, das perfekt zu unserer Konstitution passt. Wir können durch unseren mentalen und emotionalen Zustand die Qualität unseres Stoffwechsels maßgeblich beeinflussen, und zwar negativ wie auch positiv.

Wenn wir uns gemütlich hinsetzen und genießen, ist das der beste Support für unseren Bauch. Wenn wir dann noch mit der Aufmerksamkeit während des Essens beim Essen sind, schreit der Körper Halleluja und feiert ein Fest. Das ist allerdings gar nicht so einfach. Aber auch das können wir trainieren. Am einfachsten geht es über die Sinne. Bevor ich dir an dieser Stelle eine kleine Trainingsaufgabe mitgebe, um zu lernen, achtsamer zu essen, zunächst ein paar meiner Alltagstipps, wie ich meinen Stoffwechsel bei der Verdauung unterstütze, wenn ich unterwegs bin.

UNTERWEGS ESSEN

Oft ist es nicht zu vermeiden, unterwegs zu essen. Ich versuche, darauf gut vorbereitet zu sein und so oft wie möglich mein eigenes Essen dabeizuhaben. Aber auch das ist natürlich nicht immer möglich oder erwünscht. Wenn ich mir etwas unterwegs hole oder essen gehe, versuche ich, das Beste daraus zu machen. Selbst wenn ich mir nur ein Brötchen am Bahnhof kaufe, versuche ich, irgendwo eine Möglichkeit zu finden, um mich wenigstens hinzusetzen. Wenn ich dann sitze, nehme ich mir in der Regel einen Moment, um mich innerlich zu zentrieren. Mir geht es darum, innerlich den Raum zu kreieren für die Arbeit meines Körpers und den Fokus, trotz der Ablenkung und Bewegung um mich herum, so gut es geht auf das Essen zu richten. Ich schaue mir an, was ich esse, rieche daran und versuche die verschiedenen Aromen möglichst intensiv wahrzunehmen. Ich atme bewusst ruhig und halte meinen Blick so gut es geht bei mir und lasse ihn nicht schweifen.

Achtung, immer noch gilt: nicht komisch werden! Manchmal ist auch das nicht möglich und ich esse im Gehen, ohne es zu bemerken, ein Schoko-Croissant, während meine Aufmerksamkeit vollkommen woanders ist. Davon geht die Welt nicht unter. Und doch können wir uns einen inneren Space kreieren, der unseren Körper und unseren Verdauungsprozess unterstützt, sodass wir von dem Essen unterwegs keine Blähungen oder andere Verdauungsbeschwerden bekommen.

Das Gleiche gilt übrigens auch, wenn du am Arbeitsplatz essen musst. Manchmal berichten Teilnehmer in unseren Kursen, dass es in ihrer Firma keinen eigenen Raum gibt, um zu essen. Damit sie dennoch ihren Essenzeitpunkt einhalten können, ist es wichtig, innerlich die nötige Ruhe und den Raum zu kreieren. Wie das geht, erfährst du jetzt.

Übung *Mindful Eating*

Mit deinen Sinnen beim Essen zu sein, während du isst, ist eine anspruchsvolle Aufgabe. Es klingt so banal, ist es aber nicht. Im Grunde ist es wie mit einer Meditation: Dabei ist es auch nicht leicht, das Bewusstsein auf dem Atem ruhen zu lassen, ohne sich ständig in irgendwelchen anderen Gedanken zu verheddern. Es geht um Konzentrationsschulung und das ist eine sehr hohe Kunst. Sei also nicht frustriert oder ungnädig mit dir, wenn es dir schwerfällt und du immer wieder abdriftest. Hier die Aufgabe, wie immer fangen wir klein an.

Schritt 1: *Nimm bei deiner nächsten Mahlzeit den ersten Bissen ganz bewusst wahr. Schau dir an, was du auf deiner Gabel oder dem Löffel hast. Nimm den Geruch wahr und die Farbe. Spüre, wie dir das Wasser schon im Munde zusammenläuft. Nimm einen kleinen Happen in den Mund und schmecke so intensiv und genau wie möglich. Wie ist die Temperatur, die Textur, was kannst du herausschmecken? Welche Zutaten oder auch Geschmacksrichtungen nimmst du wahr?*

Schritt 2: *Wenn dir das leichtfällt, kannst du es auf den zweiten und auch den dritten Bissen ausweiten. Achtung, mach es dir nicht zu schwer und richte es vor allem so ein, dass du die Übung gut in die Situation einbauen kannst, in der du dich befindest. Einen einzigen Bissen bewusst wahrzunehmen geht sogar mit Kleinkindern am Tisch, viel mehr als das ist dann allerdings eventuell nicht möglich.*

Schritt 3: *Lege während deiner Mahlzeit immer mal wieder dein Besteck aus der Hand. Oft haben wir es uns angewöhnt, noch während wir den einen Bissen im Mund haben, den nächsten schon vorzubereiten. So absurd es auch klingt, auch das zieht Aufmerksamkeit und lässt uns das, was wir im Mund haben, weniger genießen.*

Ein kleiner Zusatz noch: Der eine große Vorteil ist die Unterstützung unseres Körpers durch das achtsame Essen. Der andere ist, dass wir tatsächlich anfangen zu genießen. Wir erlauben uns ein sinnliches Erlebnis, was uns auf einer Ebene nährt, die wir ohne diese Übung einfach auslassen würden. Je mehr wir uns auf allen Ebenen »füttern«, desto zufriedener oder besser gesagt befriedigter sind wir. Körperlich, aber eben auch geistig wie emotional.

Kernpunkte

Wenn du isst, sei mit deiner Aufmerksamkeit beim Essen

Unser Körper braucht Ruhe und Aufmerksamkeit für die Verdauung. Nimm daher das Essen an einem entspannten Ort ein und trainiere, dich aufs Essen zu konzentrieren und dich nicht durch das Smartphone oder eine Zeitschrift abzulenken.

Wenn du unterwegs isst, schaffe dir den Raum auf anderer Ebene

Wenn du unterwegs keinen Einfluss auf die äußeren Umstände hast, ist es umso wichtiger, in dir den ruhigen Ort zu finden. Richte deine Aufmerksamkeit bewusst nach innen. Versuche, äußere Reize zu reduzieren, indem du die Sinne nach innen richtest. Schließe vielleicht deine Augen, nimm ein paar bewusste Atemzüge und mache dich bereit für das Aufnehmen von Nährstoffen.

Trainiere achtsames Essen

Schule dein Bewusstsein beim Essen. Nimm die Geschmäcker und die Textur des ersten Bissens genauer wahr. Dehne das Bewusstsein nach und nach auf die nächsten Bissen aus und lerne, Pausen zu machen, indem du das Besteck immer mal wieder zur Seite legst, während du kaust.

GEFÜHLE: WIE GEHT ES DIR BEIM ESSEN?

Unsere körperlichen Funktionen werden vor allem durch zwei Bereiche des vegetativen Nervensystems gesteuert. Sie sind verantwortlich für unsere Vitalfunktionen wie Herzschlag, Atmung und unseren Stoffwechsel. Aber auch andere Organe und Organsysteme wie zum Beispiel die Sexualorgane, die Hormone, die Schweißproduktion, die Blutgefäße und die Augenmuskeln (Pupillenreaktion) gehören dazu.

Der eine Bereich ist das parasympathische Nervensystem. Dieses ist aktiviert, wenn wir natürlicherweise entspannt sind; so verbringen wir idealerweise den Großteil unseres Lebens. In diesem Modus kümmert sich unser Körper um Zellregeneration, Stoffwechsel und Co. Das Herz und der Atem sind ruhig und unsere Organe können ihre Arbeit verrichten.

Der zweite Bereich ist das sympathische Nervensystem, der Fight-or-flight-Modus: kämpfen oder fliehen. Dieser Modus ist dazu da, unser Überleben zu sichern. Er kommt aus der Zeit, in der wir schnell vor dem Bären weglaufen mussten. Ist dieser Bereich des Nervensystems aktiviert, funktioniert unser Körper anders. Unsere Sinne sind geschärft und stark nach außen gerichtet. Unser Herz schlägt schneller, unser Atem geht flacher und alle Funktionen, die nicht akut für das Überleben notwendig sind, werden heruntergefahren. So auch unser Stoffwechsel und Regenerationsprozess. Das ist sehr sinnvoll. Stell dir vor, du stehst in der Wildnis vor einem Bären und brauchst alle Kapazitäten, um wegzulaufen, musst aber plötzlich noch mal schnell zur Toilette. Das würde nicht funktionieren.

Das Problem, das wir heutzutage haben, ist, dass wir viel zu sehr und dauerhaft in diesem Fight-or-flight-Modus unterwegs sind. Heute ist es nicht mehr der Bär, vor dem wir weglaufen, um dann ganz entspannt in der Höhle wieder zur Ruhe kommen. Wir befinden uns eher in einem latenten Dauerstress, der uns über lange Zeiträume begleitet. Heute sind es die inneren Ansprüche, der Chef, der Stress mit dem Partner oder einfach die Komplexitäten des Alltags, die uns antreiben. Für unseren Körper ist das ein Desaster. Er braucht das parasympathische Nervensystem, um zur Ruhe zu kommen und damit die Organe, Organsysteme und Zellen ihre Arbeit machen können.

Besonders deutlich wird das anhand der Verdauung. Unser Stress fördert Ungleichgewichte im Stoffwechsel. Vata mit seiner sowieso sensiblen Verdauung bekommt einen Blähbauch und hat noch mehr Schwierigkeiten zu entleeren. Das kann man in unseren Kursen immer wieder beobachten. Wenn wir beginnen, uns mit der Darmentleerung am Morgen zu beschäftigen, dann passiert es schon mal, dass der eine oder andere sich leichten Stress macht, er müsse jetzt unbedingt morgens entleeren. Allerdings führt dieser Stress dazu, dass gar nichts mehr geht. An der Stelle funktioniert wie so oft nur das Loslassen, nicht die Anstrengung. Pitta mit seiner tendenziell zu schnellen und heißen Verdauung neigt bei Stress zu Durchfall und Magenschmerzen. Kapha hingegen isst wahrscheinlich gerade dann mehr, als es braucht, und setzt zusätzlich an. Es hat also einen ganz praktischen Grund, warum es so unglaublich wichtig ist, sich zu entspannen und sein Leben zu genießen.

STREIT UND SCHWIERIGE ODER AUFREGENDE GESPRÄCHE

Droht die emotionale Verdauungskraft die körperliche Verdauungskraft zu schmälern, mache ich Folgendes: Wenn ich zum Beispiel mit meinem Mann im Konflikt bin und eigentlich unser gemeinsames Mittagessen ansteht, lasse ich die Mahlzeit ausfallen oder verschiebe sie. Ich merke ganz genau: Wenn ich starke Gefühle habe, die mein Körper erst einmal verdauen muss, ist es sehr ungünstig, noch Essen mit obendrauf zu packen. Sobald ich mich beruhigt habe, geht es dann direkt wieder.

Das Gleiche gilt auch für Situationen, in denen wir viel Aufmerksamkeit für die Interaktion mit anderen Menschen brauchen. Führen wir ein Gespräch, das uns herausfordert, sei es zwischenmenschlich und emotional oder auch geschäftlich, ist es wichtig, dem Körper nicht auch noch eine schwierige körperliche Verdauungsaufgabe zu geben. Deshalb empfiehlt Ayurveda in solchen Situationen, wenn überhaupt, eher leicht zu essen. Vielleicht gibt es aber auch die Möglichkeit, sich nicht zum Essen, sondern eher zu einem Spaziergang oder auf ein Getränk zu treffen.

EMOTIONALES ESSEN

Zum einen beeinflusst also unser emotionaler Zustand während des Essens unsere Verdauung. Aber unser emotionaler Zustand beeinflusst uns auch darin, was wir essen, wann wir essen und wie viel wir essen. Auch du hast bestimmt schon mal zur Schokolade gegriffen, als du traurig, gestresst oder gelangweilt warst.

Oder du hast dir einen Nachschlag genommen, obwohl du keinen Hunger mehr hattest. Eine der wichtigsten Fragen der Teilnehmer in unseren Onlinecoaching-programmen ist, wie sie es schaffen, nicht zu essen, wenn gerade keine Mahlzeit ansteht oder wenn sie schon satt sind.

Fällt es uns sehr schwer, das Snacken oder den Nachschlag sein zu lassen, gibt es eine Lücke oder eine Wunde in uns, die wir füllen wollen. Allerdings haben wir entweder nicht gelernt, dort hinzuschauen und uns selbst mit der Fürsorge und dem Selbstmitgefühl zu versorgen, das wir brauchen; oder wir haben Angst hinzuschauen, weil dort Schmerz oder Trauma begraben liegen. Das große Problem ist, dass wir diese Lücke nicht durch Lebensmittel gefüllt bekommen. Emotionaler Hunger kann niemals durch Nahrung gestillt werden. Solange wir aber damit fortfahren, Nahrung in diese Lücke zu stopfen, verlangsamen oder verhindern wir den Prozess, den es braucht, um aus dem alten Schmerz herauszuwachsen.

Das emotionale Essen zu reduzieren kann daher ein langsamer und zugleich sehr transformierender Prozess sein. Vorausgesetzt, wir nutzen ihn, um uns die Themen anzuschauen, die nun nicht mehr mit Nahrung betäubt und weggedrückt werden. Du kannst dich also freuen, wenn dir auffällt, dass es für dich nicht so leicht ist, das Snacken aufzugeben oder auf den Nachschlag zu verzichten. Denn du bist auf einem fruchtbaren Pfad gelandet. Das ist ein Pfad, der einerseits zu mehr Vitalität und körperlicher Kraft führt und dir andererseits ermöglicht, alte, begrenzende Glaubenssätze aus dem Weg zu räumen. Nur so findest du zu deiner wahren Natur.

Im Ayurveda gehen wir davon aus, dass wir auf unterschiedlichen Ebenen verdauen. Die eine ist der Verdauungsprozess, den wir uns schon angeschaut haben. Allerdings dienen auch unsere anderen Sinnesorgane dazu, den Stoffwechselprozess zu unterstützen und uns auf anderen Ebenen zu nähren. Allein über das Ansehen der Nahrung läuft uns das Wasser im Mund zusammen. Das ist der Sehsinn. Riechen und schmecken wir genau hin, unterstützt dies den Körper zusätzlich und wir begeben uns in den Genussmodus. Aus ayurvedischer Perspektive ist es wahnsinnig wichtig, unser Essen mit allen Sinnen zu genießen. Es ist sogar einer der wichtigsten Aspekte. Denn das bewusste Genießen des Essens und das wachsame und liebevolle Herangehen an Nahrungszubereitung und Nahrungsaufnahme fördert nicht nur unsere Verdauung, sondern auch unsere Verbundenheit: Es stärkt die Verbundenheit mit der Natur, den Nahrungsmitteln und unserer Umwelt und eben auch die Verbundenheit nach innen. Wir lernen wieder zu genießen, uns selbst etwas Gutes zu tun und uns darauf auszurichten, uns auf allen Ebenen zu nähren. Damit sind wir wieder beim Kern angekommen. Das Wahrnehmen und das bewusste Nähren fördern unsere Intuition und den liebevollen Blick auf uns selbst. Wir sind in dem Moment mit unserer Innenwelt beschäftigt, was für die meisten von uns sehr heilsam ist. Wir konzentrieren uns auf unser Innerstes, statt uns im Außen zu verheddern und nur den schönsten Körper haben zu wollen. Auf einer tiefen Ebene sehnen wir uns nach dieser Verbundenheit mit uns und allem um uns herum. Wir brauchen diese Verbindung so sehr. Haben wir sie nicht, ist es ein Leichtes, sich in Kalorien und Verboten zu verlaufen.

Im Folgenden findest du zwei Meditationen, die du nutzen kannst, wenn es dir schwerfällt, das Snacken sein zu lassen. Die erste ist dazu da, um dich, während du das Snackbedürfnis hast, aus diesem Gefühl herauszuholen, zu erden und dich mit dir zu verbinden. Das ist der kleine Quick-Fix für zwischendurch. Die zweite Meditation hilft dir dabei, tiefer einzusteigen und den Kern zu entdecken und aufzulösen, der hinter deiner Snackerei liegt.

Es kann aber auch sein, dass du gelernt hast, dich zu kasteien. Bei dir läuft es eventuell andersherum ab: Wenn du emotional unausgeglichen bist, versagst du dir Nahrung, entweder aus Selbstbestrafung oder vielleicht aus der Angst zuzunehmen. Für beide Aspekte kannst du die zweite Meditation zum emotionalen Essen nutzen, um nach und nach aus diesem System auszusteigen.

Ein kleiner Hinweis noch: Beim emotionalen Essen geht es nie ums Essen. Jedes Mal sollte ein Weckruf an dich sein: Gehe liebevoll und milde mit dir selbst um. Nimm dich in den Arm und schaue genauer hin. Was ist eigentlich los? Gestehe dir die Wahrheit ein.

Kurze Meditation Jetzt nicht snacken

Diese Meditation ist für den Moment, in dem du das Bedürfnis hast, zu snacken.

Schließe deine Augen (wenn das gerade nicht möglich ist, kannst du sie auch geöffnet lassen; effektiver ist es aber mit geschlossenen Augen). Atme tief ein, halte kurz deinen Atem an und atme dann langsam und tief aus.

Stelle dir folgende Frage: Was brauche ich eigentlich gerade? Höre dann auf die Antwort. Ist es ein körperliches Bedürfnis (zum Beispiel: Ich muss hier raus. Ich brauche Bewegung.), ein emotionales Bedürfnis (zum Beispiel: Ich will den Druck loswerden. Ich brauche Erdung) oder ein mentales Bedürfnis (zum Beispiel: Ich will dieses Problem lösen. Ich will XY verstehen)? Ist es möglich, dir diesen Wunsch zu erfüllen? Was könntest du anstelle von Snacken tun, um die Lücke in deinem System zu füllen? Was brauchst du wirklich?

Nimm noch einen tiefen Atemzug und öffne deine Augen.

Lass dich von mir durch die Meditation führen und lade sie dir unter www.ichgold.de/buchmeditationen herunter.

Meditation Emotionales Essen beenden

Zu snacken, wenn wir uns vorgenommen haben, es nicht zu tun, ist der Ausdruck einer Lücke in unserem System, die wir mit Nahrung zu stopfen versuchen. Lass uns herausfinden, welche Lücke es ist, um sie nach und nach zu schließen.

Setze dich aufrecht auf einen Stuhl, beide Füße stehen hüftbreit auf dem Boden, oder mit gekreuzten Beinen auf ein Kissen auf den Boden, sodass deine Knie niedriger sind als deine Hüften. Richte deine Wirbelsäule auf, hebe dein Brustbein und lass bewusst deine Schultern los. Lege deine Hände mit den Handflächen nach oben auf deinen Oberschenkeln ab und bringe Daumen und Zeigefinger zueinander. Entspanne deine Gesichtszüge und deinen Kiefer und löse die Zunge von deinem Gaumen.

Erinnere dich an das letzte Mal, als du ein starkes Verlangen danach hattest zu snacken. Was war das für eine Situation? Wo hast du dich befunden? Wer war noch da? Wie ging es dir? Was hat dich beschäftigt? Wie war dein emotionaler Zustand? Kannst du das Gefühl wieder spüren? Was hat dieses Gefühl ausgelöst? Welcher Gedanke, welche Befürchtung, welche Annahme stand dahinter? Worum ging es genau? War es Wut, Trauer, Angst, Stress, Druck oder einfach Langeweile? Dieses Gefühl lässt dich immer wieder in alte, vertraute Muster fallen, die aus einer Zeit stammen, in der du dir nicht anders zu helfen wusstest. Essen war für dich die Möglichkeit, um dich selbst aus diesem Zustand herauszuholen. Bis heute hat es funktioniert, um den akuten Zustand zu verändern. Aber um die Lücke zu schließen, hat es nicht gereicht. Was ist das, was du eigentlich brauchst? Was fehlt dir?

Ist es eine große, schmerzhafte Lücke, die dahintersteht? Erlaube dir, den Schmerz zu fühlen. Lass die Langeweile, den Druck, die Angst, was auch immer es bei dir ist, lauter werden. Oft ist es die Angst vor der Angst, die es für uns schlimmer macht. Erlaube dir, dieses Gefühl in seiner Gänze zu fühlen. Hole es hoch, lass es zu. Hast du vielleicht sogar ein Bild dazu aus deiner Vergangenheit, vielleicht sogar deiner Kindheit? Gibt es ein konkretes oder mehrere Ereignisse, die dir als Auslöser einfallen? Oder waren es eher Kleinigkeiten? Mit oder ohne Bild, lass das Gefühl zu und frage dich, als würdest du außerhalb von dir stehen: »Was wünschst du dir eigentlich? Was brauchst du?« Erlaube dir, die Antwort zu hören. Vielleicht ist es Sicherheit, Geborgenheit, das Wissen, nicht mehr allein zu sein, Austausch, Nähe, eine Pause, das Gefühl, versorgt zu werden, anerkannt zu werden… Es kann etwas ganz anderes sein, als du erwartest. Fühle hin, höre hin. Nimm dich ernst mit diesem Gefühl und dem Bedürfnis, welches auch immer es ist. Nimm die Antwort ernst. Wenn du noch keine Antwort bekommst, stimme auch dem zu und gibt dir etwas Zeit. Wenn wir Wunden schon lange mit uns herumtragen, kann es eine Weile dauern, bis wir zum Kern vordringen.

Erschaffe dir vor deinem inneren Auge ein Bild von dir selbst. Ein Bild von dir, wie du heute aussiehst. Sieh dich an und mache dir bewusst, wie schwer es für dich ist, diese alte Wunde zu heilen oder diese Lücke zu schließen. Schau dich selbst voller Mitgefühl an. Sieh den Schmerz, die Angst, die Langeweile, die Not. Gehe auf dich zu, nimm deinen Kopf in deine Hände und schaue dir direkt in die Augen. Sage dir folgende Worte: »Du bist gut, so wie du bist. Du bist wunderschön. Du bist geliebt. Du bist sicher. Es gibt nichts zu tun. Lass los. Vertraue. Ich bin für dich da und passe auf dich auf. Ich liebe dich.« Nimm dich fest in den Arm. Atme tief ein und aus und lass alles Alte, alle Spannung, alle Angst aus dir herausfließen. Nimm noch einen tiefen Atemzug, spüre, wie die Spannung weniger wird, und atme durch den Mund aus.

Richte dein Bewusstsein wieder auf deinen Körper. Wie fühlst du dich? Gibt es etwas, das du nun tun möchtest? Verändern möchtest? Jemandem sagen möchtest? Dann nimm es dir jetzt vor.

Bring dann deine linke Hand auf dein Herz.

Stelle dir eine Situation in den nächsten Tagen vor, in der das Snacken vielleicht wieder in dein Bewusstsein kommen wird. Stelle dir vor, wie es sich anfühlen wird. Wie du dich in dem Moment wieder mit diesem aktuellen Gefühl verbindest. Und stelle dir vor, wie du mit Leichtigkeit widerstehst und das Snacken seine Attraktivität verliert; wie es auf einmal mehr um dich geht; wie du automatisch in dich hineinhorchst, um herauszufinden, was du eigentlich brauchst, um dich mit deiner Fürsorge, deiner Liebe und deinem Mitgefühl zu verbinden. Spüre die Verbundenheit jetzt. Spüre die Liebe. Spüre das Mitgefühl. So farbenfroh, echt und präsent wie möglich. Spüre die Fürsorge für dich selbst – jetzt.

Nimm einen tieferen Atemzug und komme zurück ins Hier und Jetzt, wenn du so weit bist.

Lass dich von mir durch die Meditation führen und lade sie dir unter www.ichgold.de/buchmeditationen herunter.

Kernpunkte

Entspanntes Essen fördert deine Verdauung

Stress legt unsere Verdauung lahm, da wir nervlich betrachtet im Überlebensmodus sind. Achte daher darauf, Stress während des Essens zu vermeiden. *On-the-go*-Essen, hektisches Aufspringen oder auch ein allgemein gestresster Gemütszustand behindern deine Verdauung.

Vermeide Streit oder schwierige Gespräche beim Essen

Schwierige Gespräche oder auch Streit müssen verdaut werden. Daher behindern sie die eigentliche Verdauung. Versuche, aufregende Geschäftstermine oder herausfordernde zwischenmenschliche Situationen nicht mit Mahlzeiten zu verknüpfen.

Emotionales Essen vermeiden

Lerne, emotionales Essen zu vermeiden, und nutze dafür die beiden Meditationen. Emotionales Essen führt maßgeblich zu maßlosem Essen ohne Hunger, zu großen oder zu kleinen Portionen, Snacken und Schoki abends auf dem Sofa. Lerne, hinter deine eigenen Kulissen zu schauen, und komme dem Ursprung deines emotionalen Essens auf die Spur.

DIE MENGE: WIE VIEL ISST DU?

Unsere Gefühle haben einen Einfluss auf unsere Verdauung. Das zeigt sich wie eben beschrieben beim emotionalen Essen. Manche von uns werden nicht satt, weil sie mit Essen ihren emotionalen Hunger stillen wollen – sie essen zu viel; andere wiederum versagen sich das Essen – sie essen zu wenig. Viele von uns essen zudem sehr unbewusst. Alle drei Aspekte haben mit Sättigung beziehungsweise der Menge dessen zu tun, was wir essen – ein, wie ich finde, superspannendes Thema, das mich immer wieder beschäftigt.

Je nachdem, welche Konstitution wir haben, brauchen wir mehr oder weniger Nahrung. Grundsätzlich lautet die Daumenregel im Ayurveda: Iss so viel, wie in zwei Hände von dir passen würde. Oder iss nur so viel, dass dein Magen zu zwei Drittel gefüllt ist. Denn dann kann er seine Arbeit am besten erledigen. Und doch ist es so, dass sich die Gesamtmenge dessen, was wir essen, abhängig von unserer Konstitution unterscheidet.

Am meisten brauchen die Pittas mit ihrem heißen Verdauungsfeuer. Wenn sie nicht genug bekommen, kann das böse ausgehen. Sie werden dann sehr hungrig, was sich unter Umständen übel auf die Laune auswirken kann. Sie können große Mengen an Essen vertilgen und brauchen diese auch oft, da sie ausreichend Brennmaterial benötigen. Außerdem mögen die Pittas das Gefühl, wenn ihr Magen ordentlich gefüllt ist.

Vatas müssen bei der Menge vor allem darauf achten, regelmäßig genug, aber nicht zu viel zu essen. Essen sie zu wenig, laufen sie leer und werden fahrig und unkonzentriert. Essen sie zu viel, legen sie ihr Verdauungsfeuer lahm, kriegen Blähungen und Verstopfungen. Für Vatas ist es besonders wichtig, angemessene Mengen zu essen, um ihr Verdauungsfeuer nicht zu stören.

Die Kaphas brauchen am wenigsten, obwohl sie das Essen am meisten genießen. Sie haben viel und ziehen eine Menge aus dem, was sie zu sich nehmen. Sie sind gute Verwerter, man könnte auch sagen, ihr Körper ist sparsam. Essen sie wenig, bekommt Ihnen das eher gut. Essen sie zu viel, geht das schnell auf die Hüften und macht sie müde und träge.

Essen ist etwas sehr Geselliges. Die meisten von uns essen gerne mit ihren Lieben zusammen. Wir bevorzugen es, gemeinsam zu essen statt ganz allein. Aus ayurvedischer Sicht macht das Sinn, da auch das Zusammensein mit anderen Menschen nährend ist. Je weniger wir jedoch mit der Aufmerksamkeit beim Essen sind, desto schwerer ist es für unseren Körper zu verdauen. Das weißt du bereits. Allerdings ist es auch deutlich schwerer, in solchen Momenten unseren Sättigungspunkt zu spüren. Wenn ich durch ein intensives Gespräch abgelenkt bin, habe ich die Tendenz, zu schnell und auch zu unbewusst zu essen.

Ich koche sehr gerne und freue mich beim Kochen schon auf das leckere Mahl. Wenn ich dann am Tisch sitze und mich in ein Gespräch vertiefe, passiert es mir oft, dass ich mich auf einmal vor einer leeren Schale wiederfinde und den eigentlichen Essensprozess verpasst habe. Typisch Vata. Genauso leicht passiert es mir, über meinen Sättigungspunkt hinaus zu essen. Der Körper braucht ungefähr 15 bis 20 Minuten, um die Sättigung zu spüren. Sie kommt etwas zeitverzögert. Daher ist es hilfreich, die Empfehlung aus dem Ayurveda zu beachten und etwa zwei Hände (gemessen an unserer eigenen Handgröße) voll zu essen.

Genauso wichtig ist es, unsere Aufmerksamkeit zu schulen und uns unseres Hungers beziehungsweise unserer Sättigung bewusst zu werden. Ich erinnere mich gut daran, dass ich als Kind regelmäßig deutlich zu viel gegessen habe. An Geburtstagen oder Weihnachten, wo es viel leckeres Essen gab, endete ich oft mit einem unangenehmen Völlegefühl, oft auch Bauchschmerzen, auf dem Sofa. Das war zu einer Zeit, als »das Kind schon in den Brunnen gefallen war«. Ich war schon so weit weg von meinem natürlichen Essensgefühl, dass ich ungesunden Gelüsten einfach folgte. Große Mengen fand ich attraktiver und in Restaurants war mein erster Gedanke meistens: »Wie soll ich denn davon satt werden?!« Dahinter verbarg sich ein Mangel, die Befürchtung, nicht genug oder zu kurz zu kommen. Heute muss ich mir das gesunde Gespür für Hunger und meine Bedürfnisse erst wieder erarbeiten. Interessanterweise hilft es mir dabei, von kleineren Tellern oder aus kleineren Schalen zu essen und mir weniger aufzufüllen. Ich erlaube mir nachzunehmen, starte aber zunächst mit einer kleineren Menge. So trainiere ich, die Portion aufzuessen und dann zu überlegen, ob ich noch mehr will.

Übung Hunger und Sättigung

Neben dem achtsameren Essen gilt es jetzt, deine Aufmerksamkeit auf die Menge zu lenken.

1. Isst du, bevor du Hunger hast?

Konzentriere dich darauf, deinen Hunger zu trainieren. Es ist wichtig, dass du eine positive Haltung zu Hunger entwickelst und den Unterschied wahrnimmst, wie Essen schmeckt, wenn du keinen Hunger hast oder wenn du richtig, deftigen Hunger mitbringst. Wenn du Lust zu essen verspürst, überprüfe zunächst, ob es wirklich physischer Hunger ist, weil dein Magen bereit ist für die nächste Mahlzeit, oder nur Appetit. Während des Essens versuche, dein Essenstempo zu drosseln. Nimm dir immer wieder kurz Zeit, um zu erspüren, wie voll dein Bauch ist. Das ist natürlich, gerade in Gesellschaft, nicht einfach. Sei daher nachsichtig mit dir, wenn es nicht sofort klappt. Ich beschäftige mich mit diesem Thema schon seit Jahren und bin noch immer nicht am Ende des Prozesses angekommen.

2. Isst du weiter, obwohl du satt bist?

Konzentriere dich auf kleinere Mengen, iss langsamer und halte bewusst immer wieder inne, um dein Sättigungsgefühl zu schulen.

Tipps und Tricks hin oder her: Wichtig ist, dass du dir auch bewusst wirst, was hinter diesen Angewohnheiten steckt. Denkst du vielleicht, dass es nicht genug für dich gibt und isst daher immer weiter? Oder hast du Angst vor der Leere in dir und wartest deswegen nicht auf einen knurrenden Magen? Werde dir über die Hintergründe klar, dann wird es einfacher, die Gewohnheiten zu ändern.

Kernpunkte

Lerne, deinem Hunger- und Sättigungsgefühl zu folgen

Iss nur, wenn du Hunger hast, und höre auf, wenn du satt bist. Übe, die richtige Menge zu finden, die für dich passt. Der Körper sagt uns, wann er bereit für die nächste Mahlzeit ist und wann er genug hat.

Die optimale Menge für dich

Die Daumenregel ist, dass der Körper pro Mahlzeit ungefähr das braucht, was in unsere beiden Hände passt. Ansonsten benötigt Pitta am meisten, Vata durchschnittlich viel und Kapha am wenigsten von allen Doshas.

Lass den Körper und nicht die Gefühle die Größe der Mahlzeit bestimmen

Die richtige Menge zu finden kann auch eine emotionale Komponente haben. Finde gegebenenfalls heraus, was dich zu viel oder zu wenig essen lässt. Das klingt so einfach, ist für die meisten von uns aber eine große Aufgabe. Sei nachsichtig mit dir. Die Meditationen von Seite 115 können dir dabei helfen.

HERKUNFT: WOHER KOMMT DEINE NAHRUNG?

Macht es einen Unterschied, ob du die Mango aus Israel oder den Kürbis von nebenan isst? Der Körper freut sich, wenn unsere Mahlzeiten leicht verdaulich sind. Je leichter verdaulich, desto besser ist die Energiebilanz: wenig Arbeit für den Körper, viel Energie für dich. Oder andersherum bei schwer verdaulichem Essen: viel Arbeit für den Körper, wenig Energie für dich. Wie du weißt, gibt es unterschiedliche Aspekte, die auf die Verdaulichkeit einen Einfluss haben. Lass uns mit der einfachsten Einteilung starten, die es dir ermöglicht, auf den ersten Blick zu erkennen, ob dir etwas grundsätzlich guttut oder nicht. Danach gehen wir Schritt für Schritt tiefer und schauen uns verschiedene Aspekte an.

Wie ich immer sage: Beim Hausbau konzentrieren wir uns zunächst auf das Fundament. Solange das nicht steht, müssen wir uns noch nicht mit der Farbe der Gardinen beschäftigen. Daher hier eines meiner Lieblingstools zur Klassifizierung von Nahrungsmitteln, für das ich keine Listen studieren muss. Es geht um die Unterscheidung zwischen Smart, Dead und Dumb Food. Abgesehen von der Wirkungsweise auf die verschiedenen Konstitutionstypen haben die Dinge, die wir zu uns nehmen, einen eigenen Wert. Dieser gibt an, wie gut dieses Nahrungsmittel an sich für uns ist.

SMART FOOD

Smart Food sind die Nahrungsmittel, die sehr nah an der Natur sind. Das beste Beispiel ist der Apfel, den du vom Baum pflückst und isst. Er ist saisonal, sonst würde er nicht gerade an dem Baum wachsen. Er ist regional, gemessen daran, wo du dich gerade befindest, sonst wärest du nicht dort, wo der Apfel am Baum hängt. Und er ist unverarbeitet. Achtung: Jetzt könnte man ja denken, roh ist besser als gekocht. Tatsächlich sind auch mehr Nährstoffe in dem Apfel, wenn wir ihn direkt vom Baum pflücken, als wenn wir ihn für unser Frühstück dünsten. Allerdings ist es wichtig, dass die Nährstoffe nicht nur in den Mund eingeführt werden, sondern auch wirklich im Körper ankommen. Dazu braucht es Hilfe in Form von Verarbeitung wie Dünsten, Braten, Würzen und Ähnlichem. Dadurch werden manche Lebensmittel besser verwertbar für den Körper.

Grundsätzlich bedeutet Smart Food aber: so unverarbeitet, regional und saisonal wie möglich. Allerdings nicht aus moralischen oder ethischen Gründen: Das ist zwar alles sehr löblich und, wie ich finde, auch erstrebenswert. An dieser Stelle geht es jedoch allein um den Wert für unseren Körper. Sind die Nahrungsmittel regional und saisonal gemessen daran, wo wir uns befinden, enthalten sie die meisten Nährstoffe und Eigenschaften, die unser Körper in dieser Region und Saison benötigt. Die Natur ist unglaublich schlau. Sie hält immer gerade das für uns bereit, was wir brauchen, damit wir im heißen Sommer nicht austrocknen und überhitzen oder im kalten, rauen Winter genügend Substanz haben und ausreichend Nährstoffe erhalten. Kohl ist zum Beispiel äußerst reich an Nährstoffen, die uns gut über den Winter bringen, und die herbstliche Ernte an Nüssen und Samen gibt uns ausreichend Fett und Substanz, um die kalte Jahreszeit zu überstehen.

Je mehr wir das essen, was die Natur in unserer Umgebung natürlicherweise bereithält, desto besser versorgen wir unseren Körper mit dem, was er braucht. Und ganz nebenbei tun wir auch der Umwelt etwas Gutes, indem wir Lagerung und Transportwege minimieren. Sehr *smart*. Es ist unschwer zu erkennen, dass dies die Kategorie ist, aus der wir uns am besten überwiegend bedienen. Die Gemüse- und die Obstabteilung im Supermarkt oder besser noch im Bioladen oder auf dem Markt sind *the place to be*! Am besten kaufst du immer das, was gerade in großen Mengen ausliegt und deshalb auch günstig ist. Denn das sind die Nahrungsmittel, die gerade geerntet werden und in Fülle vorhanden sind.

Wir ernähren uns natürlich nicht ausschließlich von Obst und Gemüse. Doch das Gleiche gilt für Getreide und Hülsenfrüchte. Auch die sind unverarbeitet in Bioqualität sehr *smart*. Wie zuvor gilt auch hier, dass der Körper ein bisschen Hilfe braucht, um an die Nährstoffe heranzukommen. Darum kochen wir die Körner zu Hause und pimpen sie mit Gewürzen. Dann sind sie frisch verarbeitet und voller wertvoller Inhaltsstoffe. Du kannst dieses Prinzip auch auf tierische Produkte anwenden. Fleisch von einem glücklichen Huhn von der Wiese um die Ecke, das artgerecht gehalten und getötet wurde und zeitnah bei dir im Topf landet, ist smarter als die abgepackte Hühnerwurst aus dem Supermarkt.

DEAD FOOD

Die Nahrungsmittel dieser zweiten Kategorie sind ehemalige Smart Foods, die mittel bis stark verarbeitet sind. Je stärker verarbeitet und länger gelagert, desto weniger wertvoll sind sie für unseren Körper. Um es einfach zu machen, kann man alle Nahrungsmittel, die nicht so aussehen, wie Mutter Natur sie produziert hat, hinzuzählen. Dazu gehört also fast alles. Ayurveda empfiehlt, Nahrung frisch zuzubereiten. Wenn wir das tun, sind die allermeisten Nährstoffe und viel Lebensenergie, die wir im Ayurveda Prana nennen, enthalten. Ein Apfel frisch vom Baum schmeckt besser als einer, der sechs Monate eingelagert wurde. Ein Eintopf, den du eingefroren hast und erst zwei Wochen später isst, muss sehr wahrscheinlich nachgewürzt werden, da er an Lebensenergie verloren hat. Wichtig ist an dieser Stelle ein kleiner Reminder: nicht komisch werden und die Dinge in Relation setzen. Theoretisch müssten wir sonst ab sofort nur noch aus unserem selbst angelegten Garten essen, und das ist ja Quatsch. Jede Pizza, jedes Brot, jeder Käse, jede Müslimischung ist verarbeitet. Jede Nudel, jede Marmelade, jeder Joghurt ist verarbeitet. Das heißt nicht, dass wir diese Dinge ab sofort nie mehr essen dürfen. Das bedeutet aber, dass selbst gemachte Marmelade kurz nach Herstellung wertvoller ist als die Marmelade, die wir im Supermarkt kaufen. Es bedeutet auch, dass selbst gemachte frische Pizza wertvoller ist als die fertige aus der Kühltruhe. Die ist ziemlich *dead*. In ihr sind kaum noch Nährstoffe und wahrscheinlich keine Lebensenergie. Das frische Brot von der Theke ist wertvoller als das abgepackte im Regal. Und ein selbst gebackenes aus selbst geschrotetem Mehl würde das noch toppen.

Mein Wunsch ist, dass du nicht komisch mit den Dead Foods wirst. Ich möchte lediglich, dass du dir darüber bewusst wirst, was du täglich konsumierst, und durch einfache Schritte das, was dir und deinem Körper nicht guttut, reduzierst und mehr von den Dingen zu dir nimmst, die dich in deine Power bringen. Ich esse total gerne dann und wann mal Pizza aus der Kühltruhe! Davon werde ich nicht sofort krank. Und nein, das ist nichts, was ich meinem Körper regelmäßig zumute, weil ich dann die Wahrscheinlichkeit für eine Krankheit sehr erhöhe.

Ein guter Indikator ist deine Gabel oder dein Löffel: Bevor sie oder er in deinem Mund verschwindet, schau dir an, was daraufliegt. Könntest du aus dem Stegreif alle Inhaltsstoffe, die sich darauf befinden, benennen? Bei einer selbst gemachten Gemüse-Getreide-Pfanne würde dir das wahrscheinlich leichtfallen. Bei der Pizza eben nicht.

DUMB FOOD

Jetzt geht's rund. Dumb Food sind die Nahrungsmittel, die unser Körper aufgrund der veränderten Zusammensetzung im Vergleich zu ihrem Ursprung nicht mehr erkennen kann; oder diejenigen, die nicht aus der Natur stammen, sondern komplett synthetisch sind. Klassisch ist die Milch, die wir im Supermarkt im Regal kaufen können. Sie hat kaum mehr eine Ähnlichkeit mit dem, was aus der Kuh kommt. Sie ist homogenisiert, was bedeutet, dass die einzelnen Bestandteile so verkleinert wurden, dass sich das Fett nicht mehr oben absetzt, sondern alles schön homogen bleibt. Diese zerkleinerten Teile sind für den Körper nicht mehr als Milchbestandteile erkennbar. Das Pasteurisieren bedeutet, dass die Milch kurz auf 60 bis 100 Grad erhitzt wird, um Keime abzutöten. H-Milch wird sogar kurz auf 135 Grad erhitzt, damit sie länger haltbar wird. All diese Verfahren verändern die Milch so, dass sie für unseren Körper nur schwer als Milch erkennbar ist und ihn belasten. Der Körper kann damit nichts mehr anfangen und lagert sie entweder ab oder schleust sie im besten Fall einfach wieder hinaus.

Wir würden wahrscheinlich nicht auf die Idee kommen, in ein Buch oder eine Teetasse zu beißen. Die Konsistenz ist ja auch eher zu fest, um darauf herumzukauen. Und doch nehmen wir so viele Dinge zu uns, die zwar wie Nahrung aussehen, für unseren Körper aber ähnlich wertvoll beziehungsweise belastend sind wie die Teetasse. Mich macht es sehr stutzig, wenn ich Cherrytomaten kaufe, die nach zwei Wochen im Schälchen auf der Arbeitsplatte immer noch genauso aussehen wie am Tag des Kaufs, was mir erst vor Kurzem mit sogenannten Biotomaten aus dem Supermarkt passiert ist. Das ist nicht das artgerechte Verhalten einer Tomate.

Dumb Food ist im Gegensatz zu Dead Food nicht nur tot und nährstofffrei. Es ist so stark verarbeitet oder mit synthetischen Inhaltsstoffen versetzt, dass der Körper es nicht als Nahrung erkennt. Das Problem des Dead Food ist, dass der Körper kaum Energie, geschweige denn Nährstoffe daraus ziehen kann. Das ergibt eine schlechte Energiebilanz. Viel Energieinvestition, wenig Outcome. Dumb Food hingegen kann dem Körper regelrecht schaden. Diese Nahrungsmittel sind voller Informationen und Synthetik, für die unser Körper nicht gemacht wurde. Sie stören seine Funktion. Grundsätzlich kannst du dir vorstellen, dass dies nicht nur ein »Ich muss viel investieren und bekomme nichts raus«, sondern ein »Was zur Hölle ist das und was mache ich jetzt damit?«-Problem ist. Darum empfehle ich, Dumb Food immer mehr in deiner Ernährung zu reduzieren. Doch gilt auch hier: nicht komisch werden. Ich esse auch ab und zu Schokoriegel, abgepackten Käse und Kekse, die garantiert weit entfernt von *smart* sind. Während ich dieses Buch geschrieben habe, zum Beispiel, war ich für ein paar Tage in einem Hotel, um es in Ruhe fertigstellen zu können. Es gab zum Frühstück Crêpes zum Selbstmachen. So lecker! Unter Garantie bestand der Teig aus billigen Eiern von Hühnern aus Massenhaltung voller Medikamente, billiger H-Milch, minderwertigem Mehl und raffiniertem Zucker. Über das Nutella, das ich daraufgetan habe, brauchen wir gar nicht erst reden. Lecker war's, aber *smart*? Nö. *Dead*? Auf jeden Fall. *Dumb*? Sehr wahrscheinlich zu einem großen Teil. Aber es war köstlich und ich habe den Nutella-Crêpe genossen. Ich mache das ja nicht täglich. Und ich achte darauf, zweimal im Jahr zu detoxen, also effektiv zu entschlacken, um meinem Körper die Chance zu geben, den Dreck, der sich angesammelt hat, wieder loszuwerden.

EIN KLEINER ZUSATZ NOCH …

In den meisten Supermarktketten finden wir fast ausschließlich Nahrungsmittel aus dem Bereich Dumb und Dead. In vielen gibt es mittlerweile auch Bioprodukte. Die aus der Gemüse- und der Obstabteilung sind vielleicht tatsächlich von guter Qualität – manchmal aber auch nicht wie meine unverwüstlichen Cherrytomaten beweisen. Wichtig ist mir, dir zu versichern, dass ich an dieser Stelle keinen moralischen Zeigefinger erhebe. Meine Absicht ist, dein Bewusstsein für Nahrungsmittel zu schärfen, damit du wertvolle Entscheidungen für dich und deinen Körper treffen kannst. Ich bin mir auch sehr wohl bewusst, dass das Einkaufen in Bioläden und auf Biomärkten teurer ist – wobei ich der Meinung bin, dass nicht die »teuren« Preise in den Bioläden das Problem sind, sondern die Dumpingpreise in den Supermärkten, die nur durch minderwertige Qualität erzielt werden können. Du musst dir also bewusst sein, dass die Wahrscheinlichkeit groß ist, dass das, was du an Geld sparst, eventuell auf Kosten der Qualität für deinen Körper geht.

Übung Küchen-Scan

Nimm dir 15 Minuten Zeit und statte deiner Küche einen Besuch ab. Schaue in den Kühlschrank, den Tiefkühler, die Regale und Schränke. Wo findest du Smart Food, welches ist Dead Food und wo versteckt sich Dumb Food? Stelle dies fest, ohne zu werten und ohne wie wild auszusortieren; mache dir einfach nur bewusst, was du normalerweise zu dir nimmst.

Der einfachste Weg, die Qualität deiner Nahrung zu steigern, ist, frische Nahrungsmittel, idealerweise in Bioqualität, zu kaufen und selbst zuzubereiten. Wir können also von dem Versuch absehen, Etiketten lesen zu lernen. Am besten kaufen wir einfach überwiegend die Dinge ein, die kein Etikett brauchen. Keine Zucchini, kein Kürbis, keine Möhre braucht eine Zutatenliste. Wenn wir das machen, können wir davon ausgehen, dass wir auf der richtigen Seite sind und unser Körper auch mit ein bisschen Dumb und Dead Food zurechtkommt.

Kernpunkte

Iss so regional und saisonal wie möglich

Das zu essen, was gerade wächst, wo du wohnst, schont nicht nur deinen Geldbeutel und die Natur, sondern gibt der Natur die Chance, dich mit genau dem zu versorgen, was dein Körper gerade braucht. Das Ökosystem, in dem wir leben, hält genau das bereit.

Iss *smart*

Das bedeutet, nicht nur auf saisonale und regionale, sondern auch auf so wenig wie möglich verarbeitete Lebensmittel zu setzen. Wenn du alle Zutaten benennen kannst, die in deinem Mund verschwinden, bist du auf der sicheren Seite. Musst du dafür erst ein Etikett studieren, wird es schwieriger.

Reduziere Dead Food

Reduziere Nahrungsmittel, die kein Prana, also keine Lebensenergie, und auch keine Nährstoffe mehr enthalten. Je länger gelagert oder tiefgefroren oder aufgewärmt, desto weniger wertvoll für unseren Körper.

Reduziere Dumb Food

Reduziere Nahrungsmittel, die chemisch oder künstlich verändert wurden und weit entfernt davon sind, wie die Natur sie erschaffen hat. Diese Nahrungsmittel schaden deinem Körper und lassen dich langfristig krank werden.

ZUBEREITUNGSFORM: WIE BEREITEST DU DEIN ESSEN ZU?

Nicht nur die »Intelligenz« des Nahrungsmittels im Sinne des Smart-Dead-Dumb-Prinzips hat einen Einfluss, sondern auch, wie du es zubereitest. Das Tolle ist, dass wir durch die Art, wie wir Nahrungsmittel zubereiten, diejenigen, die schwerer verdaulich sind, besser verträglich machen können. Wir können es unserem Bauch aber auch schwer machen, wenn wir über diese Kunst nichts wissen. Darum hier schon mal ein kleiner Überblick. Im vierten Kapitel des Buches gehen wir dann mehr ins Detail, was die konkrete Umsetzung in der Küche bedeutet. Hier interessieren uns erst einmal die Basics.

Quick-Tipps Trinken und Kochen

In diesem Abschnitt sind viele verschiedene Aspekte enthalten. Um es dir leichter zu machen, starte mit folgenden Faustregeln:

- Nimm morgens und zwischen den Mahlzeiten die Hauptmenge deines Flüssigkeitsbedarfs zu dir und reduziere das Trinken während des Essens. Starte, indem du auf warme Getränke umsteigst und vor allem Eisgekühltes reduzierst.
- Beginne damit, häufiger zu kochen und Gegartes zu essen. Das macht es deinem Körper ungleich viel einfacher. Kochst du normalerweise gar nicht, dann starte mit einer Mahlzeit. Isst du bisher nur mittags warm, nimm ab und zu das Frühstück oder das Abendessen hinzu (weitere Tipps für die Umstellung findest du in Kapitel 4).

KOCHEN, BRATEN, BACKEN UND CO. ALS VERDAUUNGSHILFE

Viele Nahrungsmittel sind aus ayurvedischer Sicht in ihrer Urform für unseren Körper sehr schwer zu verwerten. Da wir immer eine positive Energiebilanz anstreben und es deshalb unserem Körper möglichst leicht machen wollen, damit mit wenig Aufwand viel herauskommt, wird daher das meiste gegart. Das Schöne daran ist, dass wir so die meisten Dinge bekömmlicher für uns machen können. Achten wir dann noch auf die Kombination (siehe unten) und verwenden noch ein paar Verdauungshelfer (Gewürze, Kräuter und Ähnliches), können wir das meiste gut zu uns nehmen. Bei den verschiedenen Garvorgängen passieren verschiedene Dinge. So entzieht das Braten dem Essen Flüssigkeit und das Backen noch mehr, beim Kochen oder Dünsten geschieht dies eher nicht. Neigen wir selbst dazu auszutrocknen, ist darum Gekochtes wertvoller für uns als Gebackenes.

KALTES ODER SEHR KALTES

Hier geht es um die Temperatur, die deine Nahrung hat, wenn du sie zu dir nimmst. Alles, was direkt aus dem Kühlschrank oder gar aus dem Gefrierschrank kommt, muss vom Körper erhitzt werden, bevor er etwas damit anfangen kann. Im Magen ist normalerweise ein heißes Milieu. Klar, da sitzt unser Feuer. Das ist gut so, denn dort sind die Verdauungssäfte am Werk, um die Nahrung zu einem Speisebrei zu zerkleinern. Wirft man Kaltes oder sehr Kaltes auf Feuer, kann es sein, dass das Feuer erlischt oder zumindest stark zusammenfällt. Doch ohne Feuer wird nichts verbrannt. Das bedeutet, dass der Verdauungsprozess gestört wird, wenn wir Kaltes und sehr Kaltes essen. Die Folgen können Beschwerden wie ein Völlegefühl oder Blähungen sein. Dann muss der Körper die nötige Hitze erst wieder erzeugen, um überhaupt verdauen zu können. Er muss also sehr viel investieren. Darum hast du bei einem Verdauungsprozess weniger Energie für dich zur Verfügung.

ROHKOST

Für Rohkost gilt Ähnliches. Einerseits ist die Nahrung kalt, sie muss also erhitzt werden für den Stoffwechselprozess. Andererseits braucht der Körper wahnsinnig viel Verdauungskraft, um die rohen Nahrungsmittel zu zerlegen und Nährstoffe daraus zu ziehen. Es stimmt, dass durch den Garprozess Nährstoffe verloren gehen. Allerdings sagen wir im Ayurveda nicht »Du bist, was du isst«, sondern »Du bist, was du verstoffwechselst«. Kochen wir die Nahrung nicht, muss der Körper diese Aufgabe übernehmen. Haben wir ein schwaches Verdauungsfeuer, ist er damit eventuell überfordert. So kann Rohkost unseren Stoffwechsel durcheinanderbringen und dann geht die Gleichung nicht auf. Die Rohkost schwächt das Verdauungsfeuer noch weiter und es entstehen ungünstige Gärprozesse im Darm. Wir bekommen eventuell schmerzhafte Blähungen. Die Gärprozesse erzeugen ein sehr säurehaltiges Milieu, was auf Dauer sogar die Darmwand schädigen kann.

Wie immer sehen wir die Dinge im Ayurveda in Relation. Wenn man die Nahrungsmittel unter dem Mikroskop isoliert betrachtet, sind in rohen Nahrungsmitteln mehr Nährstoffe enthalten als in gekochten. Hat der Körper jedoch keine Chance, auf sie zuzugreifen, sondern im Gegenteil, wird er durch die Unfähigkeit, die Nahrungsmittel selbst ausreichend zu »kochen«, sogar belastet, helfen auch die vielen Nährstoffe, die theoretisch drin sind, nichts.

Daher gilt für Rohkost Folgendes:

- Iss Rohkost eher als Beilage denn als Hauptspeise.
- Idealerweise isst du Rohkost zur Mittagszeit, da dann dein Verdauungsfeuer am stärksten ist. Vermeide Rohkost am Abend, wenn das Verdauungsfeuer schwach ist.
- Je stärker deine Verdauung ist, desto mehr Rohkost kannst du vertragen.
- Im Sommer vertragen wir Rohkost besser als im Winter.

Es gibt allerdings Möglichkeiten, Rohkost besser verdaulich zu machen – schließlich lieben einige von uns Rohkost und das frische, knackige Gefühl beim Verspeisen. Zwei Dinge lassen sich dazu sagen. Dunkles Blattgemüse ist leichter verdaulich als andere Rohkost: je dunkler die Blätter, desto leichter. Und: Je dunkler das Blatt, desto mehr Chlorophyll enthält es. Je mehr Chlorophyll im Nahrungsmittel vorhanden ist, desto mehr trägt es dazu bei, ein basisches Milieu in unserem Körper zu unterstützen. Basisch ist das Gegenteil von entzündlich. Es sorgt daher dafür, dass wir weniger Gefahr laufen, jegliche Art von Entzündungen zu bekommen. Kräuter zählen auch dazu.

Außerdem gibt es die Möglichkeit, Enzyme einen Teil der Verdauungsarbeit für uns übernehmen zu lassen. Essen wir zum Beispiel einen klassischen Salat aus geriebenen Möhren und Äpfeln, dann gilt: Je früher wir den Salat zubereiten, desto besser verdaulich. Nehmen wir Salz, Zitrone und ein wenig Öl, rühren alles gut durch und lassen es über mehrere Stunden bei Zimmertemperatur stehen, wird die Rohkost leichter verdaulich. Das kann man übrigens auch mit Kohl, vor allem

Grünkohl und anderen Gemüsesorten machen. Es wird empfohlen, den Kohl mit Öl, Salz und Zitrone richtig zu massieren, bis er ganz weich ist. So kommen die Rohkostliebhaber doch zu ein wenig Rohgenuss.

RESTE UND AUFGEWÄRMTES

Am leichtesten verdaulich ist Gekochtes, und zwar frisch Gekochtes. Es heißt im Ayurveda, dass das Essen an Nährstoffen und auch Prana, also Lebensenergie, verliert, wenn es länger liegt. Da es im Alltag nicht immer möglich ist, frisch zu kochen, ist meine Daumenregel, dass ich einmal Gekochtes bis zu eineinhalb Tage später esse. Auch da braucht man nicht komisch werden. Manchmal esse ich es auch später noch und ich esse ab und zu auch Tiefgefrorenes. In den meisten Fällen achte ich jedoch darauf, dass meine Nahrung frisch zubereitet ist. Man kann es tatsächlich schmecken. Je länger etwas liegt, desto weniger Geschmack hat es. Vielleicht ist dir auch schon mal aufgefallen, dass man aufgewärmtes Essen oft nachwürzen muss. Meistens braucht es ein bisschen Salz und ich nehme gerne noch einen Spritzer Zitrone und, wenn es passt, ein paar frische gehackte Kräuter obendrauf. Grundsätzlich gilt: Das Einlagern und der Aufwärmprozess machen das Essen schwerer verdaulich und gleichzeitig weniger wertvoll für den Körper – mehr Investition, weniger Outcome; unterm Strich eine schlechte Rechnung. Wenn allerdings die Alternative eine Pizza ist, ist es dennoch besser, etwas aufzuwärmen.

TRINKEN: WANN, WIE VIEL UND WARUM

Auch zu viel Flüssigkeit während der Mahlzeit löscht das Verdauungsfeuer. Je kälter und je mehr Flüssigkeit wir zum Essen trinken, desto stärker beeinträchtigen wir unser Feuer, das Agni. Trinken wir ein großes Bier oder einen halben Liter Apfelschorle, am besten noch mit Eiswürfeln, schadet das unserer Verdauung. Ayurveda empfiehlt, rund 30 Minuten vor dem Essen und bis zu anderthalb Stunden nach dem Essen keine großen Mengen zu trinken. Vorher nicht, damit die Flüssigkeit schon wieder aus dem Magen raus ist, sobald die Nahrung kommt. Und danach nicht, da dies die Zeit ist, die der Magen benötigt, um den Nahrungsbrei in den Dünndarm weiterzuschleusen. Kleinere Mengen Wasser oder Tee bei Zimmertemperatur oder besser noch warm, in kleinen Schlucken zum Essen getrunken, sind kein Problem.

Das bedeutet, dass wir zwischen den Mahlzeiten unseren Flüssigkeitsbedarf decken. Morgens als Erstes vor dem Frühstück, am Vormittag, am Nachmittag und am Abend. Ich habe im Winter gerne eine Thermoskanne mit heißem Wasser oder Tee bei mir und im Sommer eine Flasche Wasser. So sorge ich dafür, dass ich ausreichend trinke, aber meine Verdauung nicht durcheinanderbringe. In unseren Kursen habe ich schon oft erlebt, dass Teilnehmer ihr Trinkverhalten dementsprechend veränderten und einen Riesendurchbruch bei der Qualität ihrer Verdauung hatten.

Oft wird von der optimalen Menge Flüssigkeit gesprochen, die wir im Laufe eines Tages zu uns nehmen sollen. Auch das sehen wir im Ayurveda individueller. Pitta-Menschen, die viel schwitzen und immer Gefahr laufen, zu heiß zu werden, haben am meisten Durst. Ich weiß noch, wie verwunderlich ich es fand, dass mein Mann immer eine Wasserflasche neben dem Bett stehen hatte, als wir zusammengekommen sind. Vatas brauchen auch genügend Flüssigkeit, um der Trockenheit entgegenzuwirken. Am wenigsten trinken muss Kapha. Kapha-Typen neigen eher dazu, zu viel Feuchtigkeit anzusammeln.

Der Flüssigkeitsbedarf hängt aber nicht nur von der Konstitution ab. Auch die Jahreszeit und die Art unserer Nahrung haben einen Einfluss darauf. Im Sommer haben wir durch das stärkere Pitta einen höheren Bedarf als in der Vata-Winterzeit. Am wenigsten brauchen wir im Frühling, wenn das Kapha dominiert. Essen wir hauptsächlich Gekochtes, Eintöpfe, Suppen und gegartes oder gebratenes Gemüse, ist unser Bedarf niedriger, als wenn wir viel Brot, Pizza und tierisches Eiweiß zu uns nehmen. Und selbst wenn wir unser Gemüse im Ofen garen, geht durch diesen Prozess mehr Feuchtigkeit verloren, als wenn wir es in etwas Wasser andünsten.

Es gibt daher keine pauschale Aussage dazu, wie viel wir am Tag trinken sollten. Wie immer gilt: Der Körper ist hochintelligent und meldet uns, wenn er Flüssigkeit braucht.

WASSER AM MORGEN

Es gibt eine Besonderheit im Ayurveda in diesem Zusammenhang: Es wird empfohlen, den Tag mit trinkheißem oder -warmem Wasser zu beginnen. Die vorgeschlagene Menge geht von einem Glas bis zu einem Liter. Wie du weißt, entgiftet der Körper über Nacht. Für diesen Prozess wird Feuchtigkeit benötigt. Außerdem verlieren wir Wasser während des Schlafens und auch das will wieder aufgefüllt werden. Das Wasser am Morgen hat eine weitere wertvolle Funktion. Durch das zügige Trinken wird die Darmperistaltik, also die muskulären Bewegungen des Darms, angeregt, sodass das Verdauungssystem in Gang kommt und der Darm sich entleeren kann. Auf diese Weise starten wir damit, dass wir die Reste und Informationen vom gestrigen Tag aus dem Körper bringen und rein und frisch den neuen Tag beginnen können.

Wenn du magst, kannst du einen Spritzer frische Zitrone ins Wasser geben. Das steigert nicht nur die Anregung der Verdauung, sondern unterstützt auch das basische Milieu im Körper. Menschen mit viel Pitta müssen damit etwas vorsichtig sein, da es für sie gegebenenfalls zu sauer ist. Alternativ können sie Limette verwenden. Wenn es für dich ungewohnt ist, mit Wasser in den Tag zu starten, steigere die Menge langsam. Ich empfehle, einen halben bis ganzen Liter direkt nach dem Aufstehen zu trinken, damit direkt im Anschluss der Darm entleert werden kann. Beides braucht für einige von uns Übung. Insbesondere Kaphas tun sich schwer mit der Menge, ihnen wird am Anfang oft übel. Vor allem Vatas haben Schwierigkeiten, ihre Entleerung nur durch das Wasser in diesen Rhythmus zu bringen. Bei Pittas hingegen passiert die Entleerung vielleicht sogar schon vor dem ersten Schluck von ganz allein.

Kernpunkte

Iss überwiegend Gegartes, um deine Verdauung zu unterstützen

Das Garen macht Nahrung leichter verdaulich, weshalb wir im Ayurveda hauptsächlich Gekochtes, Gebratenes oder Gebackenes essen. Wenn du Rohes zu dir nimmst, muss der Körper die Arbeit des »Kochens« übernehmen, was Energie kostet, die dir dann fehlt.

Reduziere Kaltes und Rohes

Kaltes oder auch Rohkost schwächen unser Verdauungsfeuer und machen es unserem Körper eher schwer. Durch kleine Tricks, wie Rohkost eher als Beilage zur Mittagszeit zu essen, wenn das Verdauungsfeuer am stärksten ist, kannst du deinen Körper unterstützen. Du kannst Rohkost auch »marinieren«, das macht sie leichter verdaulich.

Aufwärmen ist hin und wieder erlaubt

Im Ayurveda sind wir keine großen Fans vom Aufwärmen – je frischer, desto mehr Nährstoffe, desto mehr Prana im Essen. Aber sieh es in Relation: Ein aufgewärmtes Essen von gestern ist immer noch besser als die Tiefkühlpizza.

Trinke die Menge, die du brauchst

Jeder von uns hat einen unterschiedlichen Flüssigkeitsbedarf. Der Bedarf hängt unter anderem damit zusammen, ob wir Befeuchtendes oder Austrocknendes gegessen haben, aber auch mit unserem Dosha. Deshalb sind pauschale Angaben zu Trinkmengen mit Vorsicht zu genießen.

Starte deine Verdauung mit Wasser am Morgen

Starte deinen Tag mit warmem Wasser, um deine Verdauung anzuregen und die Reste des Vortages aus deinem Körper zu beseitigen. Das Wasser regt deine Darmperistaltik an und sorgt dafür, dass sich der Enddarm entleert.

KOMBINATION: WIE STELLST DU DEINE NAHRUNGSMITTEL ZUSAMMEN?

Je komplexer eine Mahlzeit ist, desto schwerer ist sie für unseren Körper zu verwerten. Es gilt hier die Regel: Wenn sich die Nahrungsmittel im Topf schon kennenlernen konnten, sind sie leichter verdaulich. Ein Möhren-Lauch-Blumenkohl-Eintopf ist für unseren Magen-Darm-Trakt leichter zu verarbeiten, als wenn Möhren, Lauch und Blumenkohl separat gekocht und gegessen werden. Eine Suppe ist leichter zu verwerten als ein Teller Gemüse mit Kartoffeln und einem Beilagensalat. Je mehr unterschiedliche Komponenten eine Mahlzeit enthält, desto schwerer ist sie zu verdauen. Gibt es eine Vor- und eine Nachspeise, zählen diese natürlich auch dazu.

Dieses Prinzip gilt nicht nur für einzelne Mahlzeiten, sondern auch über den Tag oder mehrere Tage. Während einer Jahreszeit sollte also das gegessen werden, was gerade Saison hat. Um zu wissen, was das ist, braucht man nur auf den Markt zu gehen und das zu kaufen, was gerade günstig und im Überfluss vorhanden ist. Man kann also wunderbar den ganzen Herbst über Kürbis und Co. essen. Tatsächlich funktioniert es auch, während mehrerer Mahlzeiten oder auch mehrere Tage am Stück einfach das Gleiche zu essen. Ganz wunderbar ist es, die gleichen Nahrungsmittel zu verwenden und verschiedene Dinge daraus zuzubereiten, also zum Beispiel Kürbissuppe, Kürbiseintopf, Kürbis aus dem Ofen und so weiter. Oft haben wir den Anspruch, jede Mahlzeit müsste einzigartig und wahnsinnig vielfältig sein. Dem Aufwand in der Küche und vor allem auch unserer Verdauung hingegen tut es gut, die Komplexität zu reduzieren und eher einfach und saisonal zu kochen. Dazu später im Praxisteil zur Küche mehr.

Ayurveda empfiehlt, die Variabilität im Tages- und Wochenverlauf zu reduzieren und dafür über den Jahresverlauf zu steigern. Viele von uns essen gerne das, was es im Supermarkt an 365 Tagen im Jahr gibt. Egal, welche Jahreszeit gerade ist: Wir essen Zucchini, Zitronen, Paprika, Tomaten, Gurken, Salat … Wir sind daran gewöhnt, dass die meisten Nahrungsmittel das ganze Jahr über verfügbar sind. Nur einige wenige Dinge wie Spargel, Erdbeeren und Vergleichbares essen wir vorrangig zur Erntezeit.

Im Grunde ist es ganz einfach: Wir essen nur das, was die Natur uns gerade zur Verfügung stellt. Das schont nicht nur unseren Geldbeutel und unsere Kreativität, sondern auch unsere Verdauung. Außerdem ist die Natur wahnsinnig schlau und stellt uns zu jeder Jahreszeit genau das zur Verfügung, was der Körper gerade braucht, um den Witterungsbedingungen optimal zu trotzen. So gibt es erdende Rüben im windigen Herbst, Vitamin-C-haltigen Kohl im Winter, der unserem Immunsystem einiges abverlangt, frische Sprossen, die unseren Stoffwechsel ankurbeln und entwässern, im feuchten Frühling, und leicht verdauliches Obst, das uns im Sommer schnelle, leichte Energie für lange Tage bereitstellt. Je mehr wir der Natur folgen und ihr vertrauen, desto besser geht es uns körperlich und auch auf allen anderen Ebenen.

NAHRUNGSMITTELKOMBINATION

Dieser Abschnitt geht eher auf Aspekte für Fortgeschrittene ein. Bleiben wir bei unserer Hausbau-Allegorie: Wenn wir noch das Fundament bauen, wollen wir uns nicht von der Farbe der Gardinen ablenken lassen. Die Nahrungsmittelkombination ist aber schon das Tapezieren der Wände. Wenn du also noch damit zu kämpfen hast, deine Hauptmahlzeit auf mittags zu verlagern und es dir schwerfällt, nicht zu snacken, ist das Beachten der Nahrungsmittelkombinationen zu viel. Ignoriere es einfach. Hast du aber die Mahlzeitenstruktur schon relativ stabil integriert, also ohne komisch zu werden und an vier von sieben Tagen, ist die Kombination ein sinnvoller nächster Schritt.

Unser Körper nutzt für unterschiedliche Nahrungsmittel unterschiedliche Verdauungsprozesse zur optimalen Verstoffwechselung. Einige Nahrungsmittel benötigen längere Zeit, um verdaut zu werden, bei anderen wiederum geht es sehr schnell. Wenn man Nahrungsmittel, die sehr unterschiedlich vom Körper verdaut werden, gemeinsam zu sich nimmt, behindert man die optimale Verstoffwechselung. Ein schönes Beispiel ist Vanilleeis mit heißen Himbeeren. Kommt etwas sehr Kaltes in den Körper, muss es erst mal auf Körpertemperatur erwärmt werden, bevor es verdaut werden kann. Die heißen Himbeeren hingegen würden direkt verstoffwechselt werden. So müssen die Himbeeren im Bauch warten, bis das Eis erwärmt ist, und fangen in der Zeit an zu gären. Das ist ein Beispiel, in dem es vorrangig um die Temperatur geht. Das Gleiche gilt auch für die »Schwere« des Nahrungsmittels. Obst wird zum Beispiel sehr schnell verdaut, schneller als die meisten anderen Dinge. Milchprodukte, egal ob Joghurt, Sahne, Quark oder anderes, brauchen als tierische Eiweiße hingegen viel länger, um im Magen zerkleinert zu werden. Isst man beides zusammen, wie es oft beim Frühstück oder Nachtisch getan wird, entstehen Probleme im Verdauungsprozess, die zu einer mangelnden

Verwertung der Nährstoffe und zu Verdauungsbeschwerden wie Blähungen oder auch Durchfall führen können. Wenn wir also anfangen, darauf zu achten, welche Nahrungsmittel wir kombinieren, können wir unseren Stoffwechsel auf einfache Art und Weise dabei unterstützen, ins Gleichgewicht zu kommen.

Auch hier gilt natürlich: nicht komisch werden! Ich werde gleich die gängigsten Nahrungsmittelkombinationen, die zu Problemen führen, auflisten. Das sind Prinzipien, die für eine bessere Verdauung sorgen, wenn wir sie grundsätzlich in unseren Alltag integrieren. Aber das bedeutet natürlich nicht, dass ich ab sofort meine Pizza nicht mehr mit Käse essen darf, Birchermüsli verboten und die Sahnesoße zur Schweinshaxe tabu ist. Du darfst weiterhin alles essen und kannst gleichzeitig versuchen, an vier von sieben Tagen möglichst günstige Kombinationen beim Essen zu wählen. Außerdem gibt es noch Tricks, wie man ungünstige Zusammenstellungen pimpen oder leicht verändern kann, um es unserem Körper leichter zu machen und nicht verzichten zu müssen. Denn wichtig, wichtig: Du sollst auf keinen Fall verzichten! Vor allem nicht, weil du glaubst, es wäre »richtiger«. Irgendwann verändert sich dein Bedürfnis so, dass du keine Lust mehr auf bestimmte Dinge hast. Dann fühlt sich das Nicht-Essen aber nicht mehr an wie ein Verzicht. Und das macht einen wahnsinnig großen Unterschied.

UNGÜNSTIGE NAHRUNGSMITTELKOMBINATIONEN

Ich stelle dir die wichtigsten Kombinationen vor. Direkt dazu mache ich dir ein paar Vorschläge, wie du die ungünstige Kombination »ayurvedisieren« kannst. Das bedeutet, dass du einiges tun kannst, um die Nahrungsmittel leichter verdaulich zu machen, ohne dass du auf die Kombination verzichten musst.

Frisches Obst

Frisches Obst, insbesondere Saures, ist ein Einzelgänger. Es versteht sich schlecht mit anderen Nahrungsmitteln. Wird es dennoch im Bauch zur Kontaktaufnahme gezwungen, entstehen Gärungs- und Fäulnisprozesse, die sich als Blähungen und Völlegefühl äußern. Das gilt für die Kombination mit allen Milchprodukten, Getreiden, anderen Proteinen, aber auch für die Kombination mit rohem Gemüse. Der Klassiker ist das Frühstück mit Joghurt, Milch oder Quark mit Obst und Müsli. Das ist die am häufigsten auftretende haarsträubende Kombination.

Quick-Tipps Nahrungsmittelkombinationen

Gehe die Umsetzung der Nahrungsmittelkombination erst an, wenn du die Struktur fest in deinen Tagesablauf integriert hast.

1. Scanne die Liste der ungünstigen Kombinationen und picke dir EINE heraus, auf die du in der kommenden Woche besonders achten wirst. Das bedeutet nicht, dass du sie nicht mehr zu dir nehmen sollst. Nimm einfach nur wahr, wie sich dein Bauch anfühlt, wenn du die ungünstige Kombination zu dir nimmst, und wie, wenn du sie vermeidest.
2. Erst im zweiten Schritt beginne damit, diese Kombination zu reduzieren. Da es meiner Meinung nach besser funktioniert, den Fokus auf das zu richten, was du tust, und nicht auf das, was du vermeiden willst, nutze die Templates im nächsten Kapitel zur Inspiration. Es geht nicht darum, von heute auf morgen alles zu ändern und auf alles zu verzichten, und es gibt immer die Möglichkeit, hin und wieder ein Honigbrötchen, Spätzle in Käsesoße oder einen feudalen Grillabend zu genießen. Die Ayurvedisierung deiner Mahlzeiten kannst du aber auch bei diesen Ausnahmen beibehalten.

Ayurvedisierung:

- Iss das Obst allein als Snack zwischendurch oder in heißen Sommermonaten, wenn du wenig Hunger hast, als eigene Mahlzeit zum Frühstück oder Abendessen.
- Du kannst dein Obst durch Kochen, Dünsten oder Braten leichter verdaulich machen. Dann ist es wunderbar kombinierbar.
- Iss dein Müsli mit warmer Pflanzenmilch, deinen Joghurt als Lassi verdünnt mit Gewürzen und trinke deinen Frühstücks-O-Saft zeitlich getrennt vom Rest. Bananenmilch zählt leider auch dazu. Wie bei allem gilt, dass warme Pflanzenmilch mit Gewürzen besser kombinierbar und verdaulicher als kalte Kuhmilch ist.

Milch und Milchprodukte

Kuhmilch, zumindest die, die direkt aus der Kuh kommt, wird im Ayurveda als eines der wertvollsten Nahrungsmittel angesehen. Allerdings ist sie sehr schwer zu verdauen und wird daher am besten mit Gewürzen und separat zu anderen Nahrungsmitteln genossen. Kleines Memo: Wir sprechen hier nicht über die pasteurisierte und homogenisierte Milch aus dem Supermarkt. Diese ist so stark verändert, dass der Körper eh nicht viel damit anfangen kann.

Milch als Sauermilchprodukt wie Quark oder Joghurt ist ungünstig, da die Säure die Milch im Bauch ausflocken lässt. Auch die Kombination mit Fleisch und Fisch führt zu Verdauungsbeschwerden. Es gilt die goldene Regel: Eiweiße sind Rampensäue. Sie vertragen kein anderes Eiweiß neben sich.

Ayurvedisierung: Genieße hochwertige Milch separat, zum Beispiel als goldene Milch mit Gewürzen. Iss tierisches Eiweiß am besten mit Gemüse und Salat.

Kohlenhydrate (Getreide)

Kohlenhydrate haben im Ayurveda einen hohen Stellenwert, auch wenn sie aktuell in der Presse und im Low-Carb-Trend schlecht wegkommen. Die Liebe zum Getreide im Ayurveda bezieht sich allerdings nicht auf Brot und Pasta, sondern auf möglichst natürliche und gekochte Getreide.

Ungünstig ist Getreide zum Beispiel mit Sauermilchprodukten wie Joghurt und Quark, da die Sauermilch die Stärke im Getreide zersetzt. Die Folge sind Blähungen und Verdauungsbeschwerden. Isst man Kohlenhydrate mit Eiweiß in jeweils größeren Mengen, wie Brot mit Käse oder Kartoffeln mit Fleisch, gibt es wahrscheinlich auch Probleme im Bauch. Der Verdauungsprozess der Kohlenhydrate blockiert die Verdauung der Eiweiße. Schwupp, haben wir Gerumpel im Bauch!

Ayurvedisierung:

- Entscheide dich, ob du den Schwerpunkt auf Kohlenhydrate legst, dann gibt es Gemüse dazu und vielleicht eine kleine Portion Eiweiß. Oder wähle eine eiweißlastige Mahlzeit und kombiniere sie mit Gemüse und, wenn überhaupt, mit einer kleinen Portion Kohlenhydrate.
- Reis bildet eine Ausnahme, da er grundsätzlich extrem leicht verdaulich ist.

Fett und Salz in größeren Mengen

Das ist jetzt keine große Überraschung: Pommes, Chips oder generell Frittiertes ist nicht sonderlich optimal. Die Kombination von Fett und Salz ist eine ziemliche Herausforderung für unseren Körper. Sie stresst die Leber und kann zu Hautproblemen führen.

Ayurvedisierung:

- Achte bei Fett darauf, hochwertige Öle zu verwenden. Generell gilt, dass Fett für Vata großartig ist, Pitta und vor allem Kapha damit vorsichtig sein sollten. Auch Salz ist für Vata förderlich, da es Feuchtigkeit im Körper hält, was den trockenen Vata-Körper nicht nur befeuchtet, sondern auch erdet.
- Wenn du auf Pommes oder Chips nicht verzichten willst, stelle sie selbst aus Kartoffeln oder anderem Gemüse wie Rote Bete her. Ich weiß, das ist nicht das Gleiche, aber wesentlich gesünder – und übrigens auch richtig lecker.

Honig und Ghee beziehungsweise Butter in gleicher Menge

Aus ayurvedischer Sicht ist diese Kombination toxisch. Auch wenn wir nicht sofort eine negative Wirkung im Körper spüren, fördert sie doch Schlackenbildung, also Ama. Diese wiederum verdrecken nach und nach unseren Körper. Das klassische Sonntagsbrötchen mit Butter und Honig kann uns also langfristig zum Verhängnis werden. Beide Nahrungsmittel für sich genommen hingegen verjüngen, reinigen und entgiften. Die Kombi macht's.

Ayurvedisierung: Iss dein Honigbrot ohne Butter oder iss ein Butterbrötchen. Denn getrennt voneinander gehören beide Nahrungsmittel aus ayurvedischer Sicht zu den wertvollsten, die es gibt.

Die Wahrscheinlichkeit ist groß, dass dein Kopf jetzt raucht und du denkst: »Wie soll das denn gehen? Dann kann ich ja ab sofort gar nichts mehr essen. Vom Müsli über die Torte bis hin zur Lasagne ist ab sofort alles verboten?« Es sei noch einmal erwähnt: NEIN! Nichts ist verboten. Und doch ist es wichtig, nach und nach zu erkennen, welche Nahrungsmittelkombinationen die Bösewichte sein könnten, die deine Verdauung immer wieder durcheinanderbringen und dich langfristig krank machen.

Meine Devise lautet: kein Verzicht. Es geht nicht darum, ab sofort all diese Kombinationen von deinem Ernährungsplan zu streichen. Ich genieße gerne ab und an eine Kuchenschlacht oder Spaghetti bolognese. Ja, mein Bauch fühlt sich danach anders an und vielleicht ist mein Schlaf danach nicht so tief. Aber: *So what*?! Die überwiegende Zeit nehme ich das zu mir, was meinem Körper guttut.

Wichtig: Lege den Fokus darauf, mehr von dem zu essen, was dir guttut, anstatt das zu reduzieren, was dir nicht guttut. Wenn du dir das erlaubst und nicht anfängst, in Verboten zu denken, wird dein Körper dich nach und nach von allein immer mehr dorthin führen, wo es nahrhaft für dich ist. Unmerklich werden Dinge wegfallen, die dir nicht guttun. Dieser Prozess kann nur vonstattengehen, wenn du dir nichts verbietest! Konzentriere dich auf die Dinge, die sich gut verstehen: *your favorites.*

Nutze die Templates im nächsten Kapitel als Inspiration. Es geht nicht darum, von heute auf morgen alles zu ändern und auf alles, was dir lieb ist, zu verzichten. Es gibt immer die Möglichkeit, einfach ab und an dein Honigbrötchen, Spätzle in Käsesoße oder einen feudalen Grillabend zu genießen, denn womit du immer gegensteuern kannst, ist die Ayurvedisierung deiner Mahlzeiten, wie oben beschrieben.

YOUR FAVORITES

Hier findest du alles, was du in vollen Zügen genießen kannst, ohne deine Verdauung zu torpedieren. All diese Kombinationen schmeicheln deinem Bauch.

Getreide mit Fett, Süßem (wie gekochtes Obst) und Gemüse, zum Beispiel:

- Gekochte Frühstücksflocken mit gebratener Birne und einem Klecks Nussmus
- Hirse mit gedünstetem Apfel und gebratenem Gemüseallerlei
- Nudeln mit Gemüsesoße

Milchprodukte, Nüsse/Samen, Gemüse, Salat, Reis, zum Beispiel:

- Milchreis mit gerösteten Walnüssen
- Ofengemüse mit Reis und Beilagensalat
- Gemüse in Sahnesoße mit Reis

Eiweißhaltige Nahrung mit Gemüse, Salat, Reis, zum Beispiel:

- Hähnchenkeule mit Salat und Reis
- Steak mit Gemüse und Salat
- Schweinegeschnetzeltes in Tomatensoße mit Reis

Getreide mit Milch, gesüßt, zum Beispiel:

- Hirse mit Milch und Honig
- Chiapudding mit Milch und Agavendicksaft
- Haferporridge mit Milch und gedünstetem Apfel

Kernpunkte

Nahrungsmittelkombination ist etwas für Fortgeschrittene

Auf die Nahrungsmittelkombinationen zu achten ist *advanced.* Wenn du noch mit deiner Ernährungsstruktur und den Nahrungspausen zu tun hast, ist das ein Schritt zu weit. Wenn du aber so weit bist, hilft es sehr, deine Verdauung noch weiter zu optimieren.

Du brauchst nicht zu verzichten, achte lieber auf die Kombination der Nahrungsmittel

Die meisten ungünstigen Kombinationen können ayurvedisiert werden, sodass sie dir besser bekommen. Du veränderst, was du womit isst, nutzt Gewürze und Co., um die Schwere auszugleichen, oder veränderst die Uhrzeit, zu der du es zu dir nimmst. Das ist das Schöne am Ayurveda. Du darfst alles weiteressen.

Iss mehr von dem, was dir guttut, anstatt dir Dinge zu verbieten

Lege den Schwerpunkt grundsätzlich mehr darauf, die Dinge zu essen, die dir guttun, als die Dinge wegzulassen, die dir nicht guttun. Die werden nach und nach von allein wegfallen.

WER ISST WAS: PASST DEIN ESSEN ZU DIR?

Du hast besondere Eigenschaften und jedes Nahrungsmittel und alles um uns herum haben das auch. Je tiefer du ins Ayurveda eintauchst, desto mehr wirst du erkennen, wie dir bestimmte Nahrungsmittel guttun, während andere eher dazu führen, dass du aus dem Gleichgewicht gerätst. Da ich der Überzeugung bin, dass diese Kunst schnell sehr komplex wird und diese Komplexität uns eher überfordert, halte ich mich damit gerne zurück. Ich will dir einen intuitiven Zugang zur ayurvedischen Ernährung ermöglichen und den Einstieg so leicht wie möglich machen.

Grundsätzlich ist es optimal, wenn die Eigenschaften des Essens die Eigenschaften des Essenden ausgleichen. Ist dir kalt, iss warm. Bist du verschleimt, iss Austrocknendes. Das ist die Schönheit des Ayurveda. Es ist auf der einen Seite wahnsinnig komplex, auf der anderen Seite extrem intuitiv zu begreifen und zu erspüren im eigenen Körper.

Grundsätzlich gilt: Nimm wahr, was sich in dir zeigt, und gleiche das mit dem Gegenteil aus. Dabei helfen die Qualitäten oder Eigenschaften, die deutlicher machen, was sich in unserem Körper, in unserem Verstand oder auch um uns herum zeigt. Die Bedeutung der Eigenschaften ist allerdings weiter gefasst, als wir sie im normalen Sprachgebrauch nutzen. »Schwer« oder »leicht« bezieht sich nicht nur auf das messbare Gewicht, sondern auch grundsätzlich auf die Wirkung von Substanzen auf unseren Organismus. Schwer bedeutet auch schwer verdaulich oder steht für das, was im Körper Schwere erzeugt. Werden wir zu leicht, einerseits physisch, aber auch mental-emotional, brauchen wir das, was Schwere erzeugt. Die Aufgabe ist also, stärker in Eigenschaften zu denken. Je mehr wir das tun, desto leichter wird es, uns ins Gleichgewicht zu bringen, auch ohne komplexe Dosha-Analyse und ohne Nahrungsmittellisten auswendig zu lernen.

Die Eigenschaften sind in gegensätzliche Paare unterteilt. Es gibt aufbauende und abbauende Qualitäten. Die aufbauenden Qualitäten bauen das Gewebe auf, nähren und befeuchten es. Sie stärken, erden und stabilisieren den Körper, den Verstand und auch das Nervensystem. Das ist ein Grund, warum wir diese Nahrungsmittel »Seelenfutter« oder »Nervennahrung« nennen. Dazu zählen alle Dinge, die unseren Körper sich schwer, warm, aber auch sicher und gemütlich fühlen lassen. Klassiker sind warme Milch oder Kakao, aber auch eine erdende Hühnersuppe oder ein warmer Frühstücksbrei.

Die abbauenden Qualitäten reduzieren Gewebe und trocknen es aus, sodass überschüssige Feuchtigkeit und Schleim verschwinden. Sie lassen uns leichter und beschwingter sein. Nachdem wir Nahrung mit abbauender Qualität gegessen haben, fühlen wir uns lebendig, energetisiert und frisch. Typisch dafür sind Melonen, gedünstetes Gemüse, alles, was dunkelgrüne Blätter hat, oder auch Ingwertee.

DIE ZEHN EIGENSCHAFTSPAARE

Im Folgenden findest du eine Aufstellung der 20 Eigenschaften beziehungsweise zehn Eigenschaftspaare, die das Ayurveda klassifiziert. Die ersten drei Paare sind die wichtigsten und die, die am leichtesten zu begreifen sind. Die Qualitäten in deinem Körper wahrzunehmen, ist der Schlüssel, um aus der Welt der Lebensmittellisten herauszutreten, und deine Eintrittskarte zu deiner körperlichen Intuition. Du stärkst dein Bewusstsein durch das Beobachten deines Körpers. Spüre nach, welche Nahrungsmittel oder Gewohnheiten in deinem Alltag einen Einfluss auf diese Qualitäten haben, konzentriere dich darauf, wie sich dein Körper anfühlt. Damit hast du eines der machtvollsten Instrumente in der Hand, um für deine kurzfristige und langfristige Gesundheit zu sorgen. Und – täglich grüßt das Murmeltier: nicht komisch werden! Da wir es in der Regel nicht gewohnt sind, in Eigenschaften zu denken, erscheint es erst mal sehr komplex. Lies erst mal in Ruhe weiter. Es ist einfacher, als du denkst. *Here we go.*

DIE EIGENSCHAFTEN DER DOSHAS

Fürs Verständnis ist es zunächst wichtig, dass wir auch unsere Eigenschaften, also die spezifischen Eigenschaften der Doshas, kennen. Je stärker ein Dosha bei dir vertreten ist, desto mehr merkst du seine Eigenschaften. So wird es leicht, sie über deine Ernährung und auch Lebensweise zu beeinflussen. Wichtig ist, dass du nicht versuchst, sie intellektuell zu begreifen. Das ist vor allem eine Info an die Pittas! Über den Kopf wirst du das nicht regeln können. Du musst ins Wahrnehmen und Spüren kommen, dann wird es leichter. Zur Wiederholung und Vertiefung eine kurze Übersicht der Eigenschaften der verschiedenen Doshas.

DIE EIGENSCHAFTSPAARE DES AYURVEDA

Einige der folgenden Eigenschaften sind im Deutschen schwer zu beschreiben, da es keine direkte Übersetzung des Ursprungsworts gibt. Wundere dich darum nicht, wenn eine Eigenschaft manchmal aus mehreren Wörtern besteht.

- schwer – leicht
- kalt – heiß
- feucht/ölig – trocken
- träge/langsam/dumpf – schnell/penetrierend/scharf
- sanft – rau
- dicht/massiv – flüssig
- hart – weich
- stabil – mobil
- fein – grob
- vernebelt/trüb/schleimig – klar

- Vata: Vata ist leicht, kalt und trocken. Außerdem ist es rau, mobil. Vatas frieren schnell und haben die Tendenz, zu leicht oder zu luftig zu werden. Die Mobilität lässt sie rastlos sein und von einem Gedanken zum nächsten springen, zeigt sich aber auch körperlich durch Beweglichkeit, Instabilität und die Unfähigkeit, lange still zu sitzen. Die Trockenheit wird auch sichtbar durch trockene Schleimhäute und trockenes Haar, aber oft auch durch trockenen Stuhl. Vatas haben nicht nur trockene, sondern oft auch raue Haut, vor allem an den Füßen.
- Pitta: Pitta ist weder schwer noch leicht, sondern irgendwo in der Mitte. Es ist heiß, feucht/ölig, schnell/penetrierend/scharf und mobil. Die Hitze der Pittas äußert sich darin, dass ihnen fast immer warm ist und sie das stärkste Verdauungsfeuer haben. Die Öligkeit führt zu glänzendem Haar und öliger Haut. Die Schärfe liegt in dem Feuer des Körpers, aber auch in dem messerscharfen Verstand. Die Schnelligkeit wird oft auch als »sich gut verteilend« oder auch als »plötzlich auftretend« beschrieben. Das zeigt sich vor allem in Krankheitsbil-

dern. Pittas sind in ihrer Beharrlichkeit richtig penetrant, sie bleiben dran, auch wenn es Widerstand gibt.

- Kapha: Kapha ist schwer, kalt und feucht/ölig. Außerdem träge/langsam/dumpf, sanft, dicht/massiv, weich, stabil und vernebelt/trüb/schleimig. Die Schwere oder Trägheit zieht Kaphas aufs Sofa. Es fällt ihnen schwer, sich zu motivieren. Die Schwere oder auch Dichte in ihrem Körper entsteht unter anderem durch die Feuchtigkeit und den Schleim. Das macht den Körper weich, aber es betrifft auch das Gemüt. Der positive Aspekt der Trägheit ist die Stabilität. Dies äußert sich in einem guten Immunsystem, in langfristigen Gewohnheiten und in der Treue und Loyalität, wenn Kaphas sich erst mal festgelegt haben.

Natürlich bist du eine Mixtur aus verschiedenen Doshas. Deshalb findest du dich sicherlich in Eigenschaften der verschiedenen Doshas wieder. Das ist normal. Was auf den ersten Moment verwirrend erscheint, macht es dir letztlich leichter, denn so kannst du einfacher für dich erkennen, in welchem Bereich sich welches Dosha bei dir zeigt. Je besser du dein eigenes System verstehst, desto leichter wird es, deine Ernährung und Lebensführung daran auszurichten. Solange dieses Wissen jedoch in deinem Kopf bleibt und du nicht erfährst, wie sich das in deinem Körper anfühlt, nützt es dir nichts. Darum geht es erst einmal darum, dein Bewusstsein und dein Körpergefühl zu schulen. Lass uns dazu eine Meditation machen.

Meditation **Die wichtigsten Eigenschaften erspüren**

In dieser Meditation geht es darum, die ersten drei Eigenschaftspaare in dir zu erspüren. Du kannst es als ein Training deiner Intuition ansehen. Außerdem sind diese drei die wichtigsten Eigenschaften und am einfachsten zu erspüren.

Setze dich aufrecht auf einen Stuhl, beide Füße stehen auf dem Boden, oder setze dich mit gekreuzten Beinen auf ein Kissen auf dem Boden, sodass deine Knie niedriger sind als deine Hüften. Richte deine Wirbelsäule auf, hebe dein Brustbein und lass bewusst deine Schultern los. Lege deine Hände mit den Handflächen nach oben auf deinen Oberschenkeln ab und bringe Daumen und Zeigefinger zueinander. Entspanne deine Gesichtszüge und deinen Kiefer und löse die Zunge von deinem Gaumen.

Nimm deinen Körper wahr. Wie fühlt er sich jetzt gerade an? Fühlst du dich eher schwer oder leicht? Oder gibt es bestimmte Bereiche deines Körpers, die sich eher schwer anfühlen, während andere vielleicht leichter sind? Gehe in Gedanken die letzten Tage durch. Wie hast du dich da gefühlt? Eher schwer oder leicht? Oder hat es sich immer mal wieder verändert? Was würdest du sagen: Was dominiert bei dir? Die Schwere oder eher die Leichtigkeit im Körper?

Ist dir eher kalt oder warm? Gibt es bestimmte Bereiche deines Körpers, die tendenziell eher kalt sind und andere eher warm? Wie ist es jetzt gerade? Gehe in Gedanken nun die letzten Tage durch. Wie ging es dir da? War dir eher kalt oder warm oder vielleicht sogar heiß? Oder hat es sich immer wieder verändert? Was würdest du sagen: Was dominiert bei dir? Die Kälte oder eher die Wärme in deinem Körper?

Fühlst du dich eher voller Feuchtigkeit, vielleicht sogar ölig, oder eher trocken? Gibt es bestimmte Bereiche deines Körpers, die eher feucht oder ölig sind, und andere, die eher zur Trockenheit neigen? Wie ist deine Haut? Wie sind deine Haare, deine Schleimhäute? Wie ist dein Stuhlgang? Gehe in Gedanken die letzten Tage durch. Was würdest du sagen: Was dominiert bei dir? Die Feuchtigkeit, das Öl oder die Trockenheit im Körper?

Nimm diese drei Aspekte einfach wahr: schwer – leicht, kalt – warm, feucht/ölig – trocken. Ordne dich ein und nimm dir vor, in den nächsten Tagen immer mal wieder auf diese Eigenschaften zu achten und wahrzunehmen, welche Nahrungsmittel oder Aktivitäten einen Einfluss auf diese Qualitäten in deinem Körper haben.

Atme tiefer ein und aus und öffne dann in deiner Zeit die Augen und komme zurück ins Hier und Jetzt.

Lass dich von mir durch die Meditation führen und lade sie dir unter www.ichgold.de/buchmeditationen herunter.

Übung Ein kleines Experiment

Um deine Bewusstseinsschulung zu vertiefen, mache in den kommenden Tagen ein kleines Experiment: Wann immer du etwas zu dir nimmst, beobachte, wie du dich danach fühlst. Wird dir warm, bekommst du Durst oder geht deine Nase zu? All das sind wertvolle Informationen. Und genau darum geht's. Du wirst spüren: »Mein Körper übernimmt die Eigenschaften der Nahrungsmittel, die ich zu mir nehme.«

INTUITIV DIE EIGENSCHAFTEN BEGREIFEN

Noch leichter und vor allem weniger abstrakt wird es, wenn wir das Wahrnehmen der Eigenschaften über die Geschmacksrichtung und deren zwei grundsätzliche Wirkungsweisen üben. Anstelle Listen zu den Eigenschaften auswendig zu lernen, schmecken wir einfach genauer hin. Die meisten Nahrungsmittel haben mehrere Geschmacksrichtungen. Es gibt sechs Geschmacksrichtungen, deren Wirkungsweise jeweils erst mal grob in zwei Bereiche unterteilt wird. Die erste ist die thermische Wirkung: Kühlt oder wärmt das Nahrungsmittel? Die zweite ist die auf- beziehungsweise abbauende Qualität: Nehmen wir dadurch eher zu oder ab?

Thermische Wirkung

Wir haben schon darüber gesprochen, dass Kaltes oder sehr Kaltes für unsere Verdauung nicht optimal ist. Grundsätzlich empfiehlt Ayurveda, die extremen Spitzen in der thermischen Wirkung zu reduzieren. Extrem Kaltes wie Eis oder auch extrem Erhitzendes wie Chili sind eher vorsichtig einzusetzen. Einfacher ist, die Thermik über kühle oder wärmende Nahrungsmittel zu steuern. Bei sehr Kaltem laufen wir Gefahr, das Verdauungsfeuer zu stören oder gar zu löschen. Wenn das passiert, können die Nahrungsmittel nicht optimal verstoffwechselt werden. Die Nahrungsbestandteile werden dann nicht ausreichend zerkleinert beziehungsweise aufgespalten, sodass die Nährstoffe nicht absorbiert werden können und eventuell unverdaute Nahrung als Ama, also Schlacken, im Körper abgelegt werden. Essen wir zum Frühstück einen Joghurt aus dem Kühlschrank, machen wir das Gegenteil von dem, was Ayurveda empfiehlt. Wir schüren nicht das Verdauungsfeuer, sondern löschen das kleine Flämmchen, das vor sich hin geglüht hat. Dadurch stören wir nicht nur den Verdauungsprozess des Frühstücks, sondern reduzieren auch die Stärke des Verdauungsfeuers über den ganzen Tag. Wo morgens nichts angefeuert wird, kann mittags nichts hochlodern. In diesem Fall ist es kein Wunder, dass wir nach dem Mittagessen in der Kantine direkt in den Tiefschlaf fallen könnten, denn der Körper braucht jetzt alle Energie, um mit wenig Verdauungskraft den Kampf gegen die Nahrung aufzunehmen. Und da ist es tatsächlich egal, ob es ein Teller Nudeln mit Sahnesoße war oder ein Salat. Woher bezieht unser Körper schnell verfügbare Energie? Aus Zucker. Deshalb haben wir einen Jieper auf Süßes und Kaffee, um aus dem Nachmittagstief hinauszukommen. Wenn wir auf das nicht vorhandene Feuer auch noch eine große Abendmahlzeit werfen, ist das Desaster komplett. Denn wo schon morgens kein starkes Feuer war, wird auch abends keines sein. Die thermische Wirkung ist also ein Aspekt, der wichtig ist zu beachten.

Sinnvoll ist, eher in kühlend oder wärmend als in kalt und heiß zu denken. Ansonsten ist die Gefahr groß, mit zu viel Schwung gleich auf der anderen Seite wieder vom Pferd zu fallen. Im Grunde ist es einfach: Hast du viel Vata oder/und Kapha, gilt es, eher zu wärmen und Kaltes zu reduzieren. Hast du viel Pitta, gilt es, eher zu kühlen und mit Wärmendem vorsichtig zu sein. Je nachdem, wie kalt oder warm wir sind, können wir auch mit der thermischen Wirkung zurückhaltender oder mutiger sein.

Bei heißen Nahrungsmitteln, wie zum Beispiel sehr scharfen Gerichten, kann die thermische Wirkung den Verdauungsprozess zu sehr beschleunigen. Das ist besonders bei Pittas ein Problem. Oder das innere Milieu wird so heiß, dass wir zum Austrocknen tendieren. Das kann vor allem bei Vatas passieren. Kaphas vertragen scharfes Essen am besten. Für sie wird es am ehesten empfohlen, da die träge Verdauung etwas mehr Tempo braucht und die Schwere und die Feuchtigkeit in ihnen auch von der Trockenheit profitiert. Nimmt allerdings ein Pitta sehr erhitzende Nahrung zu sich, stößt das auf ein bereits sehr heißes Verdauungsfeuer. Kommen diese beiden Komponenten zusammen, wird es eventuell zu heiß im Bauch und es treten klassische Pitta-Verdauungssymptome auf. Dazu gehören Sodbrennen, saures Aufstoßen, Magenschmerzen und vor allem Durchfall. Der Körper will die Hitze schnell loswerden, deshalb wird der Nahrungsbrei in einem hohen Tempo durch den Darm geschleust – zu schnell, um ihm genügend Wasser zu entziehen, sodass der Stuhl flüssig bleibt. Bei dem Tempo hat der Körper allerdings auch nicht genügend Zeit, um die wertvollen Nährstoffe zu absorbieren. Daher kommt es in diesem Fall langfristig zu ernsthafteren Problemen wie Mangelerscheinungen.

Essen Vatas zu heiß oder zu scharf, trifft die Hitze auf Raum und Luft. Und was passiert mit Feuer, wenn Luft zugewedelt wird? Richtig, es lodert unkontrolliert hoch. Das sind die Momente, in denen auch Vata mal mit Durchfall reagiert, obwohl Vatas eher die Tendenz zu Verstopfung haben. Außerdem ist das System ohnehin sehr trocken. Lässt das zu hohe Feuer auch noch die restliche Feuchtigkeit verdunsten, steigt die Trockenheit im Körper. Das wiederum ist für viele Bereiche nicht gut, da wir zu rund 70 Prozent aus Wasser bestehen. Merken kann man das unter anderem an trockener Haut, trockenem Stuhl, trockenen Schleimhäuten, wodurch wiederum das Immunsystem geschwächt wird. Vatas müssen sich also erwärmen, weil sie kalt sind, aber dürfen nicht zu stark erhitzen. Auch das kann nach hinten losgehen.

Auf- beziehungsweise abbauende Wirkung
Neben der thermischen Wirkung gibt es die auf- und abbauenden Wirkungsweisen von Nahrungsmitteln. Das bezieht sich vor allem auf die Substanz. Substanz meint einerseits Dichte, andererseits aber auch tatsächlich Gewebe. Einige Nahrungsmittel bauen Substanz oder Gewebe auf, während andere es reduzieren. Das ist ein Aspekt, über den wir relativ leicht unser Gewicht steuern können, er berührt aber auch die Frage, wie geerdet wir uns fühlen. Je mehr Dinge wir zu uns nehmen, die Substanz aufbauen, desto mehr nehmen wir zu oder fühlen uns geerdet, ruhig und entspannt. Je größer der Anteil in unserer Ernährung Substanz abbaut, desto mehr nehmen wir ab und fühlen uns luftiger oder auch haltloser. An dieser Stelle ist noch zu sagen, dass schwer verdauliches Essen, also zum Beispiel von minderwertiger Qualität, stark verarbeitete Lebensmittel oder auch ungünstige Nahrungsmittelkombinationen ebenfalls zu Gewichtszunahme führen. Das ist nicht besonders förderlich für unsere Gesundheit.

Es gibt aber auch die andere Seite: Wir haben immer wieder verzweifelte Kursteilnehmer, die unbedingt Gewicht zunehmen wollen, was ihnen aber wahnsinnig schwerfällt, insbesondere wenn sie keine Lust haben, sich gleichzeitig gesundheitlich zu schaden durch Pizza, Pasta und Chips, sondern hochwertiges Gewebe aufbauen wollen. Aber auch das ist möglich durch die aufbauende Qualität einiger Nahrungsmittel.

DIE GESCHMACKSRICHTUNGEN

Jede Geschmacksrichtung hat eine Wirkung auf den Körper. Je mehr du lernst, sie bewusst wahrzunehmen, desto einfacher wird es, dein Essen ohne theoretisches Wissen über die Nahrungsmittel einzuordnen. Aber auch da gilt: nicht komisch werden. Taste dich langsam vor. Lies den nächsten Abschnitt über die Geschmacksrichtungen durch und mach den anschließenden Test. Das Wichtigste ist, ins Handeln zu kommen.

Die Geschmacksrichtungen sind die einfachste Art, den gesamten Körper zu nähren und seine Gesundheit zu steuern, und zwar ohne auf Kohlenhydrate, Eiweiße,

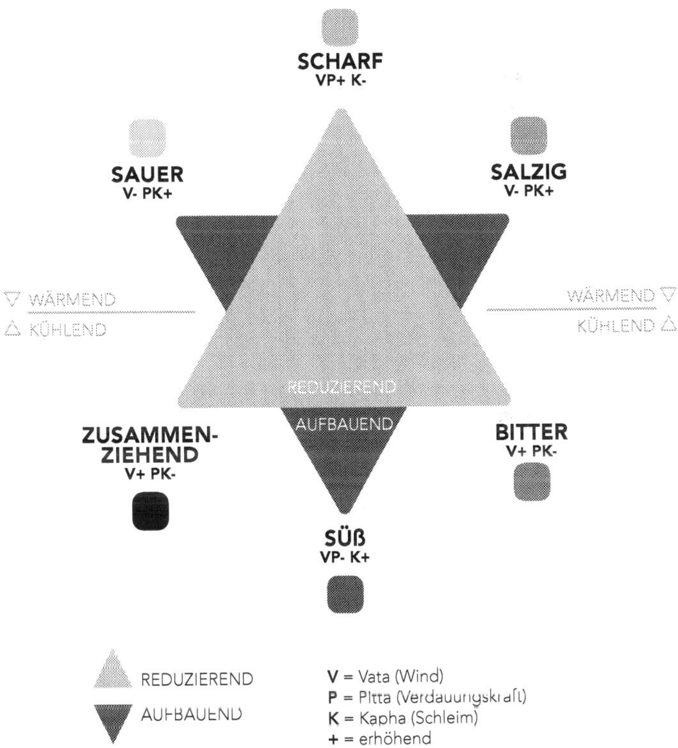

V = Vata (Wind)
P = Pitta (Verdauungskraft)
K = Kapha (Schleim)
+ = erhöhend
– = reduzierend

Fett und Co. zu achten. Es wird empfohlen, alle sechs Geschmacksrichtungen in jede Mahlzeit zu integrieren. Auch hier kannst du dich entspannen. Die Welt geht nicht unter, wenn das nicht jedes Mal geschieht. Dennoch ist es wertvoll, zu beobachten, welche Geschmacksrichtungen in deiner aktuellen Ernährung gegebenenfalls überrepräsentiert sind und welche unterrepräsentiert. Es ist auch hilfreich zu schauen, welche Geschmacksrichtungen dein Dosha ausgleichen und welche dich eher weiter ins Ungleichgewicht bringen.

Grundsätzlich gilt, dass die »schweren« Geschmacksrichtungen zuerst verstoffwechselt werden, danach folgen die leichteren. Die Reihenfolge ist: zuerst süß, der schwerste Geschmack, dann kommen sauer, salzig, bitter, scharf und zuletzt zusammenziehend, der leichteste Geschmack. Unter diesem Blickwinkel macht es keinen Sinn, mit einem bitteren Salat zu starten und den süßen Nachtisch zum Schluss zu essen. Darum würden wir im Ayurveda eher mit dem Nachtisch starten und mit den Bitterstoffen enden. Oder es kommt alles gleichzeitig auf den Tisch. Auch das wird im Ayurveda viel praktiziert. Verschiedenste Elemente der Mahlzeit werden zeitgleich bereitgestellt und jeder kann sich nach Bedarf bedienen.

SÜSS

↓ Vata – ↓ Pitta – ↑ Kapha

Der süße Geschmack entsteht aus den Qualitäten von Wasser und Erde. Er ist schwer, feucht, kühlend und klebrig. Natürlich fallen darunter alle Süßigkeiten, aber auch in Milchprodukten (wie Butter, Ghee, Milch), den meisten Getreidearten (wie Reis, Weizen, Dinkel, Roggen), Hülsenfrüchten (wie Bohnen und Linsen), in süßen Früchten und einigen Gemüsesorten, vor allem Wurzelgemüse (wie Süßkartoffeln, Rote Bete, Möhren), ist Süße enthalten. Der süße Geschmack ist besonders gut für Haut, Haare und unsere Knochen. Eine weitere Funktion des süßen Geschmacks ist, Durst zu reduzieren. Das wiederum ist ein Grund, warum wir oft Durst mit der Lust auf Essen verwechseln und am Nachmittag eher zur Schokolade greifen als zum Wasserglas. Wenn es dir schwerfällt, auf Süßigkeiten zu verzichten, ist es ratsam, sie dir nicht zu verbieten, dir aber anzugewöhnen, erst mal etwas Wasser zu trinken, wenn der Jieper kommt, und dann zu beobachten, ob die Lust von allein verschwindet.

Der süße Geschmack ist für uns sehr befriedigend, was dazu führt, dass wir abhängig werden, ihn missbrauchen und zu viel zu uns nehmen. Vata und Pitta profitieren von der nährenden Qualität, Kapha jedoch gerät durch den süßen Geschmack eher ins Ungleichgewicht. Es hat für Kapha einen ähnlichen Effekt, als würde man jemandem, der gerade dringend zur Toilette muss, um seine Blase zu entleeren, ein Glas Wasser anbieten. Zu viel süßer Geschmack führt bei Kaphas dazu, dass sie ins Ungleichgewicht geraten und unter Husten, Schwere, Lethargie, Wassereinlagerungen oder Gewichtszunahme leiden.

SAUER

↓ Vata – ↑ Pitta – ↑ Kapha

Der saure Geschmack entsteht aus den Qualitäten Erde und Feuer. Er ist heiß, leicht und feucht. Säure ist in saurem Obst wie Zitrusfrüchten, aber auch in unreifem Obst, Kiwis oder Tomaten enthalten. Auch in sauren Milchprodukten (wie Joghurt, saure Sahne, einigen Käsesorten), Eingelegtem und Fermentiertem (wie Sauerkraut, Essig, Sojasoße) kommt sie vor. Der saure Geschmack regt die Verdauung und unseren Appetit an, fördert Bewegung und auch die Darmentleerung. Deshalb geben wir so gerne den Spritzer Zitrone in unser morgendliches Wasser. Er gibt uns Energie, stärkt das Herz, reduziert Durst und schärft unsere Sinne.

Vata profitiert von dem wärmenden Effekt und den verdauungsfördernden Qualitäten. Pitta kann durch Säure leicht ins Ungleichgewicht kommen. Sie führt bei Pittas zum Beispiel zu Sodbrennen, Geschwüren, Hautausschlägen und Durchfall. Die Schwere und Feuchtigkeit dieses Geschmacks erhöht das Kapha. Kaphas neigen dann zu Lethargie, Übergewicht und Verdauungsstörungen. Allerdings ist es für sie weniger schlimm als für die Pittas. Denn in kleinen Mengen profitieren Kaphas von den energetisierenden und verdauungsfördernden Qualitäten dieses Geschmacks.

SALZIG

↓ Vata – ↑ Pitta – ↑ Kapha

Der salzige Geschmack besteht aus Feuer und Wasser. Er ist heiß, schwer und feucht. Man findet ihn in Salz, Meeresfrüchten und Nahrungsmitteln, die sehr salzig sind, wie gesalzenen Nüsse, Chips, Fertigprodukten und salzig Eingelegtem. Obwohl das Salzige uns durstig macht, ist er befeuchtend. Er hat – wie der süße Geschmack – die Tendenz, Wasser im Körper zurückzuhalten. Das gilt vor allem, wenn wir Salz in großen Mengen zu uns nehmen. In kleinen Mengen fördert er die Verdauung, macht festgesetzten Schleim wieder flüssig, beruhigt die Nerven und rundet die Würze unseres Essens ab. Der salzige Geschmack ist gut für die Haut und für körperliches Wachstum.

Die wärmende und erdende Qualität des Geschmacks ist super für Vatas. Pittas bringt sie eher aus dem Gleichgewicht, da sie das saure Milieu des Körpers fördert, den Blutdruck in die Höhe treibt, Hautausschläge und Augenprobleme fördert. Zu viel salziger Geschmack bei Kaphas führt durch die wasserbindende Qualität dazu, dass sie noch dichter beziehungsweise schwerer werden; die Folgen sind Wassereinlagerungen, Bluthochdruck oder Schwellungen.

BITTER

↑ Vata – ↑ Pitta – ↓ Kapha

Der bittere Geschmack besteht aus Luft und Raum. Er ist leicht, kühlend und trocken. Er ist in dunkelgrünen Blättern wie Spinat, Grünkohl oder Mangold zu finden, aber auch in anderen Gemüsearten wie Zucchini oder Aubergine. Vor allem aber ist er in vielen Gewürzen und Kräutern enthalten, beispielsweise in Kurkuma, Bockshornklee, Kreuzkümmel und in den meisten grünen Kräutern aus dem Garten. Bitter ist in unseren Breiten oft unterrepräsentiert. Dabei ist dieser Geschmack so wertvoll für unseren Körper. Bitteres fördert die Verdauung, reguliert den Blutzucker und die Wassereinlagerung im Gewebe und hat eine antitoxische Wirkung.

Das heiße und ölige Pitta profitiert sehr von dem bitteren Geschmack durch seine kühlenden und trocknenden Eigenschaften. Auch für Kaphas ist Bitter sensationell, da es der Feuchtigkeit und der Schwere entgegenwirkt. Vata muss allerdings gut aufpassen. Da Gleiches Gleiches verstärkt, fördert Bitter Vatas Eigenschaften noch, was wiederum zu Symptomen wie Verstopfung oder Schlafproblemen führen kann.

SCHARF

↓ Vata – ↑ Pitta – ↑ Kapha

Der scharfe Geschmack besteht aus Feuer und Luft. Er ist trocken, leicht, heiß und scharf. Er ist in einigen Gemüsesorten zu finden, wie in Chilischoten, Knoblauch oder Zwiebeln, aber vor allem in Gewürzen wie schwarzem Pfeffer, Ingwer oder auch Kreuzkümmel. Schärfe in unserer Nahrung fördert die Verdauung, löst Schleim, reduziert Fett und bringt unseren Kreislauf in Schwung.

Für Kapha ist Schärfe optimal. Durch den trocknenden Effekt und die Stimulation des Kreislaufs wirkt sie perfekt der Feuchtigkeit und der Schwere in diesem Dosha entgegen. Für Pittas ist der scharfe Geschmack allerdings nicht zu empfehlen. Für sie ist es so, als würde man Benzin ins Feuer kippen, manchmal reichen schon klei-

SHORTCUT ZU DEN SECHS GESCHMACKSRICHTUNGEN

Das Beschäftigen mit den Geschmacksrichtungen kann sehr komplex werden, vor allem, wenn man wenig Erfahrung mit den Nahrungsmitteln hat. Daher hier ein paar einfache Tipps.

Süß: meistens sowieso im Gericht vorhanden, da alle Getreide und viele Gemüsesorten süß sind; ansonsten Honig (nicht erhitzen!), süße Früchte, getrocknete Früchte

Sauer: Zitrone, Tomate, alles Fermentierte (Sauerkraut)

Salzig: Himalajasalz, Steinsalz, Meersalz, Algen, Sojasoße

Scharf: Pfeffer, Ingwer, Chili, Kreuzkümmel

Bitter: Kurkuma, Kardamom, Zimt, alle grünen Gewürze, Bittersalate

Zusammenziehend: alle Hülsenfrüchte, Koriander, Brennnessel, Spinat, Zimt, Salbei, Rosmarin, Kurkuma, Blattgemüse

ne Dosen. Schärfe führt bei ihnen zu Säure im Körper, zu Sodbrennen, Durchfall, Ausschlag und kann zur Schwächung der Fortpflanzungsorgane beitragen. Auch für Vatas ist scharf nicht optimal. Es kann sie zu sehr austrocknen, was zu Schlafstörungen, Schmerzen, Darmentzündungen und allgemeiner Trockenheit im Körper führen kann. Kleine Mengen jedoch sind okay, denn sie fördern die Verdauung, und das kann Vata gut gebrauchen.

ZUSAMMENZIEHEND

↑ Vata – ↓ Pitta – ↓ Kapha

Der zusammenziehende Geschmack besteht aus Luft und Erde. Er ist trocken, kühlend und schwer. Das ist die Geschmacksrichtung, mit der wir in der Regel am wenigsten anfangen können und die auch am wenigsten in unserer westlichen Ernährung vorkommt, dicht gefolgt von Bitter. Das Zusammenziehende finden wir vor allem in Hülsenfrüchten wie in Bohnen und Linsen, aber auch in Früchten wie Preiselbeeren, Granatapfel oder Birnen, und zwar vor allem in der Schale. Aber auch in einigen Gemüsesorten wie Brokkoli, Blumenkohl und Spargel sowie in

Getreidesorten wie Roggen, Buchweizen und Quinoa ist es enthalten. Natürlich kommt der Geschmack auch in Gewürzen und Kräutern vor, zum Beispiel in Kurkuma und Majoran, aber auch in Kaffee und schwarzem oder grünem Tee. Zusammenziehend bedeutet, dass sich das Gewebe zusammenzieht, was dazu führt, dass Wasser und Fett aus dem Gewebe weichen und das Blut gereinigt wird. Man kann die trocknende Qualität dieses Geschmacks im Mund spüren, so bekommen wir einen trockenen Mund nach einem Schluck Rotwein.

In kleinen Mengen tut der zusammenziehende Geschmack Pitta und Kapha gut durch die trocknenden Qualitäten. Vatas müssen aufpassen, nicht zu viel davon zu sich zu nehmen. Es kann bei ihnen zu Verstopfung, Gewichtsverlust oder auch extremem Durst durch die austrocknenden Qualitäten kommen.

Natürlich gibt es unendlich viele Möglichkeiten, ein Gericht zu kreieren, in dem alle sechs Geschmacksrichtungen enthalten sind. Mir fiel es anfangs allerdings sehr schwer, weil ich natürlich nicht alle Nahrungsmittel einordnen konnte. Das ist eine der fortgeschrittenen Anforderungen. Aber auch dafür habe ich hier eine kleine einfache Übersicht für dich, die dir hilft, alles zu integrieren.

Übung **Geschmackstest**

Um direkt die Geschmacksrichtungen zu erfahren, besorge dir folgende Lebensmittel und versuche, ihre verschiedenen Geschmacksrichtungen zu schmecken: Salz, Ingwer oder Pfeffer, Zitrone, Zimt, Kurkuma und ein Glas Wasser, um zwischendrin den Mund zu neutralisieren.

Starte mit einer Zutat. Rieche dran, nimm sie auf die Zunge und beobachte genau, was passiert. Wie reagiert dein Körper und wie genau schmeckt es? Kannst du verschiedene Geschmacksrichtungen herausschmecken? Merkst du, wie dir das Wasser im Mund zusammenläuft? Schmeckst du die Schärfe? Oder spürst du, wie dein Mund trocken wird? Darum geht's: Schule deinen Geschmackssinn.

Kernpunkte

Wähle die Nahrungsmittel, die deine Eigenschaften ausgleichen

Jedes Nahrungsmittel hat seine Eigenschaften und du hast deine Eigenschaften. Idealerweise wählst du die Nahrungsmittel so aus, dass sie zu deinen Eigenschaften passen beziehungsweise sie ausgleichen.

Beachte die thermische und die auf- und abbauende Wirkung

Die zwei grundsätzlichen Wirkungen sind die thermische Wirkung, also ob uns ein Nahrungsmittel wärmt oder kühlt, und dessen auf- beziehungsweise abbauende Wirkung, also ob wir dadurch zunehmen und uns geerdeter fühlen oder abnehmen und luftiger werden. Wähle die Nahrungsmittel so, dass sie dich bei deinem Ziel unterstützen.

Schule dich darin, die Geschmäcker zu erkennen

Die sechs Geschmacksrichtungen süß, sauer, salzig, bitter, scharf und zusammenziehend haben jeweils eine erhöhende oder reduzierende Wirkung auf dein Dosha. Schule dich darin, die Geschmacksrichtungen in deinem Essen wahrzunehmen. So lernst du immer mehr, das zu dir zu nehmen, was dir guttut und du gerne magst.

4

Easy Ayurveda in der Küche

Am einfachsten ist die Arbeit in der Küche, wenn du deiner Intuition folgst. In diesem Kapitel lernst du, wie das geht. Du lernst, wie du Mahlzeiten aus dem Nichts, also ohne Rezept, kreierst und wie du nie mehr hungrig vor dem Kühlschrank stehst und dann doch zum Käsebrot greifst. Du machst dir das Vor- und Zubereiten so einfach wie noch nie und nimmst meine einfachen Tricks, um deine Mahlzeiten für alle Doshas am Tisch zu modifizieren. So beendest du als Profi dieses Buch und weißt sogar, wie du mit Essen unterwegs und mit dem Aufwärmen umgehst.

MEINE BESTEN KÜCHEN-HACKS

Das Wichtigste für dauerhaft gesunde Ernährung ist meiner Meinung nach deren einfache Implementierung in den Alltag. Es muss schnell gehen, praktisch sein und lecker schmecken. Über die Jahre habe ich einige Dinge herausgefunden, wie es möglichst schnell geht und wie ich Essen gut vorbereiten kann, um nicht auf einmal hungrig vor dem Nichts zu stehen und dann doch wieder zum Käsebrot zu greifen. Inzwischen weiß ich auch, was ich machen kann, wenn mir die Kreativität ausgeht. Denn auch das macht es uns manchmal schwer. Das Weiße-Blatt-Syndrom des Schriftstellers ist das Leerer-Topf- oder Leeres-Blech-Syndrom des Kochs. Aber es gibt Abhilfe und genau darum geht es jetzt.

Ich habe das Privileg, von zu Hause arbeiten zu können, und deshalb die Möglichkeit, mich jederzeit in die Küche zu stellen. Allerdings gibt es auch Tage, an denen ich unterwegs bin oder einfach keine Zeit in Essen investieren will, weil ich so viel anderes auf dem Zettel habe. Die meisten von uns haben dieses Privileg nicht. Vielleicht ist es bei dir auch so. Du gehst morgens aus dem Haus, bist mittags unterwegs und auf Restaurants oder Kantinen angewiesen und kommst kurz vor dem Abendessen nach Hause. Viele Teilnehmer unserer Kurse sind vor unserer Zusammenarbeit verzweifelt. Sie glauben, dass ihr Lebensstil keinen Raum lässt für die Möglichkeit, frisch und lecker zu essen. Dann sind sie überrascht, wie einfach es ist, wenn man nur weiß, wie es geht. Ich gebe zu, ums Kochen selbst kommt man nicht herum. Aber es muss weder viel Zeit kosten noch tausend verrückte Zutaten beinhalten oder kompliziert sein. Im Folgenden findest du meine besten Küchen-Hacks (vieles davon ist in Zusammenarbeit mit der wunderbaren Koch- und Ernährungsexpertin Anette Drews entstanden, die unsere Kurse sehr bereichert und tolle Kochkurse anbietet).

VORAUSSCHAUENDES KOCHEN UND AUFWÄRMEN

Wie schön ist es, wenn du abends nach Hause kommst und vom Vortag noch etwas zu essen hast, das du nur schnell aufwärmen musst! Großartig, nicht wahr? Sehe ich auch so. Aber Achtung: Das Never-ending-Meal-Prinzip, das ich dir gleich vorstelle, ist nicht streng ayurvedisch. Klassischerweise wird im Ayurveda nichts aufgewärmt. Es stimmt, dass in einer erwärmten Mahlzeit von gestern weniger Nährstoffe und weniger Energie sind. Sie ist weniger wertvoll für uns als etwas frisch Gekochtes. Aber ganz ehrlich, ich sehe das so: Wie schon erwähnt, müssen wir die Dinge in Perspektive setzen. Habe ich die Wahl zwischen einer aufgewärmten selbst gekochten Mahlzeit von gestern und einem Käsebrot oder einer Fertigpizza, ist die aufgewärmte Mahlzeit von gestern allemal ayurvedischer. Und genau darum geht es. Insbesondere, wenn du erst mit der ayurvedischen Ernährung beginnst, ist es wichtig, den Druck herauszunehmen und den Anspruch an Perfektion aufzugeben. Je mehr Druck, desto mehr Widerstand in unserem System; je mehr Flexibilität wir uns erlauben und milder im Umgang mit uns selbst sind, desto leichter wird es. Meine Daumenregel, an die ich mich gerne halte, lautet: Eineinhalb bis zwei Tage esse ich eine Mahlzeit noch. Danach beseitige ich sie.

Zum Aufwärmen gibt es ein paar Dinge zu beachten. Was lässt sich gut aufwärmen und wie? Verwandele ich die Reste in eine neue Mahlzeit oder bleibt es die gleiche? Muss ich sie überhaupt erwärmen? Will ich zu Hause essen oder bin ich unterwegs?

DAS NEVER-ENDING-MEAL-PRINZIP

Ich koche in der Regel vorsätzlich zu viel, insbesondere von Teilen der Mahlzeit, die ich gerne weiterverwende oder die aufgewärmt gut schmecken. Zum Beispiel mache ich von Gemüse gerne zu viel. Entweder ich erwärme es zur nächsten Mahlzeit oder ich verwende es weiter. Zum Bespiel pimpe ich es zum gekochten Salat auf oder ich mache eine Suppe daraus. Mittags gibt es Blumenkohl mit Kartoffeln und Soße, abends dann Kartoffel-Blumenkohl-Suppe. Mittags gibt es Ofengemüse mit Hummus, abends dann Ofengemüse-Suppe. Das funktioniert super. Das Beste daran ist, dass ich nicht noch mal kochen muss. Ich nehme einfach heißes Wasser, tue vielleicht ein paar Gewürze oder Kräuter dazu, püriere alles, fertig. Das ist übrigens auch eine gute Idee fürs Büro, wenn man die Möglichkeit hat, dort einen Pürierstab zu lagern.

Gerne koche ich auch zu viel Getreide irgendeiner Art. Die meisten Getreidesorten lassen sich hervorragend weiterentwickeln. Eine meiner Lieblingsvarianten ist Basmatireis. Den liebe ich und meine gesamte Familie ebenso. Das einzige Problem ist, die Portion so groß zu machen, dass tatsächlich noch etwas übrig bleibt. Den Reis verarbeite ich gerne abends oder am nächsten Morgen zu Milchreis.

Einfach großzügig die Milch der Wahl darübergießen – ich nehme gerne Hafermilch – und 15 Minuten köcheln lassen. Ein bisschen Zimt, Kardamom und Ingwer dazugeben … Köstlich! Das gleiche Prinzip lässt sich auf alle möglichen anderen Getreidearten wie Quinoa, Hirse oder Bulgur übertragen. Man kann das Getreide entweder wie den Milchreis weicher kochen oder mit etwas Obst zusammen köcheln lassen oder anbraten. Eine super Möglichkeit ist, die Extraportion Getreide im Kühlschrank aufzubewahren und dann zur nächsten oder übernächsten Mahlzeit wieder hervorzuholen. Ganz wunderbar lässt sich ein Gemüse, das schnell gart, damit kombinieren: Zum Beispiel Zucchini, Chinakohl oder Brokkoli in einer Pfanne oder einem Topf fünf Minuten garen lassen, dann das fertige Getreide aus dem Kühlschrank dazugeben, ein Paar Gewürze dazu, Salz, vielleicht einen Spritzer Zitrone, und fertig ist die Mahlzeit in maximal zehn Minuten.

AUFWÄRMEN

Wenn du dein Essen aufwärmst, mache das möglichst schonend. Im Folgenden findest du verschiedene Möglichkeiten dafür, je nachdem, um welches Gericht es sich handelt. Grundsätzlich gilt: Erwärme nur die Portion, die du auch isst. So vermeidest du, das Essen mehrfach zu erhitzen, wodurch es fortlaufend an Qualität verliert. Ofengemüse kann man wunderbar wieder im Ofen erwärmen, Eintöpfe und Suppen direkt im Topf. Manchmal ist es funktional, etwas Öl oder Flüssigkeit hinzuzugeben, insbesondere wenn die Mahlzeit noch nachgegart hat und dadurch Flüssigkeit verloren gegangen ist. Bei vielen Eintöpfen kannst du einfach etwas heißes Wasser hinzugeben. Dann sind sie wahrscheinlich nur lauwarm, aber das ist schon sehr viel angenehmer, als sie kalt zu essen. Von der Mikrowelle würde ich abraten, da sie die Qualität des Essens stark verändert, sodass es schlecht bekömmlich wird für unseren Körper.

MEAL-PREP: ENTKOPPLE VORBEREITUNG UND ZUBEREITUNG

Eine weitere Idee, um deine Prozesse in der Küche zu beschleunigen, ist, das Vorbereiten und das Zubereiten zeitlich voneinander zu trennen. Es ist für mich Teil meiner Morgenroutine, nach dem Frühstück das Mittagessen vorzubereiten. Oft bedeutet das vor allem, Gemüse zu schneiden. Einige Sorten brauchen mehr Zeit, die ich mir während meines Arbeitstages nicht nehmen kann: Süßkartoffeln schälen und klein schneiden, bei Bohnen die Enden abschneiden oder auch Rosenkohl säubern und für das Blech zerkleinern dauert eine Weile. Mir ist es wichtiger, mir mittags für das Essen ausreichend Zeit zu nehmen, nicht für die Vorbereitung. Vielleicht ist es bei dir das Abendessen, das schnell fertig sein muss, weil du spät von der Arbeit kommst. Oder du willst dein Mittagessen vorbereiten, hast aber morgens keine Zeit zu schnippeln; dann kannst du das schon abends erledigen.

Ich weiß, dass das ein bisschen verrückt klingt, vor allem, wenn man sich damit noch nie beschäftigt hat. Ich habe jahrelang keine Hülsenfrüchte gegessen, obwohl ich sie liebe. Aber ich wusste nicht, wie ich das Einweichen und das lange Kochen aushalten sollte, wenn ich schon wahnsinnig Hunger hatte. Der Trick ist die Routine. Der erste Schritt ist immer eine Überwindung und es braucht auch immer mal wieder eine Neujustierung des Prozesses. Wenn es dir aber erst mal in Fleisch und Blut übergegangen ist, ist es vollkommen normal und macht das Kochen so viel leichter.

BATCH TASKING

Ich habe mich oft gefragt, wo wir eigentlich unsere Alltagsgewohnheiten herhaben. Ich meine all die kleinen: wie wir Wäsche waschen, wie wir unsere Kleidung zusammenlegen oder wie wir das Gemüse schneiden. Meine Vermutung ist, dass wir uns das einfach zu Hause abgucken. Das bedeutet auch, dass wir sehr wahrscheinlich vieles unüberlegt einfach übernommen haben, ohne zu überprüfen, ob es besonders gut funktioniert oder ob es nicht bessere, praktischere oder effizientere Alternativen gäbe.

Einige Aspekte habe ich ja schon mit dir geteilt. Ein weiterer kommt jetzt: das Batch Tasking. Der Begriff kommt eigentlich eher aus dem Projektmanagement, ist aber wunderbar auf die Küche übertragbar. Es geht darum, Tasks, also Aufgaben, in Batches, also in einem Schub oder auf einen Schlag, zu erledigen. Ein paar schlaue Menschen haben herausgefunden, dass wir viel Zeit im Büro damit verschwenden, zwischen Aufgaben hin und her zu springen und uns ablenken zu lassen. Die meiste Zeit geht dabei verloren, sich wieder auf das zu konzentrieren, was wir ursprünglich gemacht haben, und sich gedanklich einzulassen. Ein ähnliches Problem haben wir in der Küche. Dort geht es weniger um Ablenkung, sondern darum, dass wir uns einerseits gedanklich auf das einlassen müssen, was wir vorhaben, und andererseits Zutaten zusammenstellen und später alles wieder aufräumen müssen. Wenn wir aber mehrere Vorbereitungen zum gleichen Zeitpunkt erledigen, sind wir nur einmal in der Küche und müssen auch nur einmal aufräumen. Es gibt einige Dinge, die sich für so eine Aktion wunderbar eignen. Solche Vorbereitungen kannst du machen, wenn du gerade entspannt bist und Zeit hast: abends, am Wochenende oder wann auch immer deine freien Zeitfenster sind.

GEMÜSE VORSCHNEIDEN

Mit am aufwendigsten finde ich das Gemüseschneiden. Ich mache es gerne, aber es braucht Zeit, die ich nicht immer aufwenden will. Daher kann man das gut im Batch vorbereiten – zumindest einige Gemüsesorten: Verschiedene Kohlsorten, Möhren, Gurken, aber auch Blattsalate, Zucchini, Paprika, Kohlrabi und viele mehr lassen sich in größeren Mengen für die Verwendung vorbereiten und in dicht verschließbaren Behältern für ein paar Tage im Kühlschrank aufbewahren. Du kannst beispielsweise drei Gemüse deiner Wahl vorbereiten, um dann am ersten Tag eine Gemüsepfanne, am nächsten einen Eintopf und am dritten Tag Ofengemüse daraus zu machen – je nachdem, welches Gemüse du verwendest und worauf du Lust hast. Es ist sehr praktisch, diesen Teil des Kochens schon erledigt zu haben.

GEWÜRZMISCHUNGEN

Gewürzmischungen sind ein weiterer wunderbarer Shortcut beim Kochen. Mit ihnen können wir unsere Gerichte gut würzen, ohne jedes Mal diverse einzelne Gewürzgläser öffnen, verwenden und dann wieder verschließen und wegstellen zu müssen. Gewürzmischungen beschleunigen und vereinfachen den Kochvorgang ungemein. Man kann sie je nach Gusto selbst zusammenstellen. Ein paar Vorschläge dafür findest du ab Seite 189, damit du schon sehen kannst, was gut zusammenpasst. Vielleicht ist ja etwas für dich dabei. Ich habe meist eine Mischung für herzhafte und eine für süße Gerichte. Die Mischungen lassen sich wunderbar im Batch vorbereiten.

SALATSOSSEN

Die Soße für Salate herzustellen braucht ähnlich lange wie das Würzen der Gerichte. Alle Zutaten in der richtigen Menge zusammenzumischen, sodass sie gut miteinander harmonieren, dauert einen Moment. Daher mache ich gerne eine größere Menge auf einmal. Dafür nehme ich ein altes Marmeladenglas oder eine Art Flasche mit breitem Hals und mische so viel Salatsoße an, dass es für viele Portionen reicht. Wenn ich dann noch mein Gemüse vorab geschnippelt habe, ist es ein Leichtes, das Gemüse auf einen Teller zu geben, die vorbereitete Soße und vielleicht noch ein paar Samen darauf zu verteilen, und fertig ist der köstliche Salat!

NÜSSE ODER SAMEN ANRÖSTEN

Nüsse und vor allem Samen verwenden wir bei uns zu Hause sehr gerne, denn sie enthalten sehr wertvolle Öle und vielfältige Nährstoffe. Außerdem peppen sie ein Essen lecker auf. Sie sind eine einfache Möglichkeit, dem Essen etwas Knackiges hinzuzufügen, was insbesondere für Pittas wichtig ist. Sie lieben es, wenn es knuspert. Außerdem geben Nüsse und Samen dem Essen mehr Gehalt. Wirst du von einer Suppe oder dem Eintopf nicht satt, wirf ein paar Nüsse oder Samen hinein und schon wird es nahrhafter. Durch das Rösten entfalten Nüsse und Samen so richtig ihr Aroma und werden noch viel leckerer. Was ich aber superunpraktisch finde, ist, jedes Mal eine kleine Handvoll zu rösten. Darum röste ich gerne immer eine größere Menge, am liebsten gleich mehrere verschiedene Sorten zusammen, die ich dann in einem Glas verstaue. So habe ich sie immer griffbereit, wenn ich sie brauche. Auch das kann man sehr gut »batch-tasken«. Vorschläge für leckere Nussmischungen findest du ab Seite 191.

SIMPLIFY: ISS EINFACH DAS GLEICHE

Du merkst, ich mache es mir wirklich leicht. Die meisten von uns haben den Anspruch, zu jeder Mahlzeit etwas anderes zu essen, einfach weil sie es gewohnt sind. Das ist für unseren Körper aber nicht notwendig. Für ihn ist es sogar super, häufiger das Gleiche zu bekommen. Das erleichtert den Verdauungsprozess. Eine Möglichkeit, dir die Arbeit in der Küche zu vereinfachen, ist also, zu mehreren Mahlzeiten oder an verschiedenen Tagen das Gleiche zu essen. Du kannst einen großen Eintopf vorbereiten und diesen zwei Tage hintereinander essen. Wenn du nicht immer den gleichen Geschmack magst, kannst du ihn einfach immer wieder etwas anders pimpen. An einem Tag kommt ein Schuss Kokosmilch rein, am nächsten ein anderes Gewürz, dann streust du ein bisschen gehacktes Grün darüber oder gibst etwas Tofu, Nüsse oder Samen dazu. Mal isst du einen kleinen Beilagensalat dazu, mal eine Scheibe Brot oder Cracker.

Du brauchst keine Angst zu haben, auf diese Weise einen Nährstoffmangel zu bekommen. Die Natur hält über den Jahreszyklus verschiedenste Dinge bereit. Wenn wir in der jeweiligen Saison oft das Gleiche essen, ist das völlig in Ordnung. Darum gibt es bei uns im Winter ständig Kürbis, im Frühling Spargel und im Sommer Beeren. Über das Jahr verteilt haben wir eine große Abwechslung.

Eine klassische Art, den Körper zu detoxen, ist übrigens die Monodiät. Dabei wird mehrere Tage hintereinander das Gleiche gegessen, und zwar Kitchari (siehe Seite 69), ein Linsen-Reis-Eintopf mit Gewürzen und Gemüse. Den gibt es tatsächlich morgens, mittags und abends. Die längste Zeit, die ich das bisher gemacht habe, waren zwei Wochen. Auf der einen Seite war es ein bisschen langweilig, auf der anderen Seite aber unglaublich entspannend. Die Gemüsesorten und die Gewürze habe ich etwas variiert. Aber auch sonst genieße ich die Unkompliziertheit und die Entlastung für meinen Bauch. Probier's mal aus!

MEAL PLANNING

Wenn du es wirklich ernst damit meinst, gesundes, einfaches und frisches Essen in deinen Alltag zu integrieren, kommst du nicht darum herum, ein bisschen zu planen. Bei mir wären da früher direkt die Alarmglocken angegangen. Planen ist nicht meine Kernkompetenz, vor allem nicht für mehrere Tage. Das liegt allerdings an dem Vata in mir und geht nicht allen so. Bist du etwas großzügiger mit Pitta im mental-emotionalen System ausgestattet, dann liebst du es zu planen und sehr wahrscheinlich hilft es dir auch.

Für mich funktioniert es, die nächsten ein bis maximal drei Tage im Blick zu haben, und das auch mehr so ungefähr. Wenn ich weiß, dass ich unterwegs sein werde, koche ich zum Beispiel vorher etwas mehr, sodass ich etwas zum Mitnehmen habe. Oder ich koche bewusst weniger, weil ich unterwegs etwas zu essen bekommen werde und nicht will, dass ich Lebensmittel wegwerfen muss. Bin ich einfach zu Hause, nehme ich mir die Flexibilität, von Tag zu Tag zu entscheiden.

Ich habe immer wieder Teilnehmer in den Kursen, für die die Mahlzeitenplanung wahnsinnig gut funktioniert, deshalb will ich dir Vorschläge dazu nicht vorenthalten. Sie kann zunächst aufwendig und nicht besonders intuitiv erscheinen, aber vielleicht gehörst du zu denjenigen, die damit den Durchbruch erleben. Immer wieder höre ich von Teilnehmern, die feststellen, wie sehr es sie entspannt, nicht jeden Tag aufs Neue entscheiden zu müssen, was auf den Tisch kommt. Sie lieben die Gewissheit, für das Essen alles eingekauft zu haben und genau zu wissen, was wann gegessen wird.

Wir planen als Familie vor allem das Frühstück vor. Das Frühstück ist für uns die wichtigste Mahlzeit, da es die einzige ist, bei der wir verlässlich gemeinsam zu viert am Tisch sitzen. Die Nachmittage beziehungsweise Abende gestalten sich durch meinen Wunsch, früh zu essen, und die verschiedensten Hobbys der Kinder sehr unterschiedlich. Ungefähr alle drei Monate ändert sich der Frühstücksplan, weil sich mit den Jahreszeiten die Bedürfnisse verändern. Im Winter sieht er zum Beispiel so aus:

- Montags: Hirse, für die Kinder herzhaft, für die Erwachsenen süß
- Dienstags: warmes Müsli mit Zimt und Honig für die Kids und irgendein Getreidebrei für die Erwachsenen
- Mittwochs: Eier für die Kinder und irgendein Getreidebrei für die Erwachsenen
- Donnerstags: Hirse wie montags
- Freitags: warmes Müsli mit Zimt und Honig für die Männer und für mich und meine Tochter Polenta
- Am Wochenende machen wir Freestyle und essen auch mal Pfannkuchen oder ein klassisches Brötchenfrühstück.

Auf der nächsten Seite findest du einen Mahlzeitenplaner. Du kannst ihn nutzen, um zu sehen, ob er dir hilft, dich zu strukturieren. Aber Achtung: Wenn du Widerstand in dir spürst, ist das nicht unbedingt ein Indikator dafür, dass dieses Vorgehen für dich nicht funktioniert. Eine Teilnehmerin hat die Pläne gehasst, aber dennoch dank ihrer Hilfe einen Durchbruch erlebt, sodass sie sie nach und nach lieben lernte. Der Mahlzeitenplaner gibt dir die Möglichkeit, dein Essen von Montag bis Sonntag zu planen, aber du kannst ihn nutzen, wie du magst. Vielleicht planst du nur Montag bis Freitag oder immer nur drei Tage am Stück oder wie auch immer es für dich passt. Für viele funktioniert es wunderbar, am Wochenende den Plan mit der Familie oder sich selbst abzustimmen und fertigzustellen, um dann am Montag zu starten.

MAHLZEITENPLAN

	Montag	Dienstag	Mittwoch	Donnerstag	Freitag	Samstag	Sonntag
Frühstück							
Mittag- essen							
Abend- essen							
Einkaufen/ vorbereiten							

TIPPS FÜR UNTERWEGS

Suppen und Eintöpfe eignen sich hervorragend, um sie mitzunehmen und unterwegs zu essen. Wenn ich mittags nicht zu Hause essen kann, gebe ich gerne morgens, während ich frühstücke oder mich fertig mache, allerhand Gemüse, dazu vielleicht Getreide oder auch ein paar Linsen, in einen Topf und gare alles. Ich füge ein paar Gewürze hinzu, etwas Salz und fertig ist das schmackhafte Gericht. Ich habe einen tollen Wärmebehälter, der das Essen sechs bis acht Stunden warm hält. Das ist ein wichtiges Accessoire, wenn du unterwegs gerne warm, selbst gekocht und frisch essen möchtest. Im Sommer tun es auch klassische Essensbehälter. Wenn ich abends nicht nach Hause komme, fülle ich mir etwas von meinem Mittagessen ab, während es noch heiß ist, so habe ich gleich mein Abendessen vorbereitet. Tricky ist es natürlich, wenn ich den ganzen Tag unterwegs bin. Da das aber nicht oft der Fall ist, nehme ich meistens nur eine Mahlzeit mit und esse die zweite irgendwo außer Haus.

Eine Möglichkeit, ohne Wärmebehälter trotzdem nicht ganz kalt zu essen, ist folgende: Ich koche mir zum Beispiel ein Linsen- oder ein Getreide-Gemüse-Gericht, und zwar eher trocken. Dies fülle ich in einen gut verschließbaren Behälter, der etwas zu groß ist für die Menge, die ich essen will. So kann ich mir entweder dort, wo ich bin, etwas heißes Wasser geben lassen oder in einer Thermoskanne heißes Wasser mitnehmen. Dies gieße ich auf mein Gericht, rühre es um, und schon habe ich eine zumindest lauwarme Mahlzeit.

Gerade in der warmen Jahreszeit ist es mir nicht so wichtig, heiß zu essen. Da reicht mir oft ein Essen auf Zimmertemperatur, und dafür gibt es grenzenlose Möglichkeiten. Die meisten Gemüsemahlzeiten lassen sich hervorragend als »gekochter Salat« verspeisen. Entweder ich esse das Gericht einfach so oder ich »salatifiziere« das Gericht. Das mag ich sehr gern. Es bedeutet, ich schnippele ein paar frische Kräuter, vielleicht auch eine Tomate oder gehackte Bittersalate wie Rauke, Radicchio oder Chicorée oder etwas Avocado klein und gebe es zu dem abgekühlten Gekochten. Dann verteile ich noch etwas Salatsoße darüber oder einfach etwas Zitrone und Öl und fertig ist der gekochte Salat für unterwegs. So zaubere ich aus der Mahlzeit von gestern eine neue Mahlzeit für heute.

Wir sind im Ayurveda keine ausgesprochenen Fans von Rohkost, da sie für unseren Körper sehr schwer zu verdauen ist. Im Sommer eignet sich Rohkost jedoch mittags gut als Beilage. Pittas können auch etwas großzügiger damit sein, doch für die meisten von uns ist sie nicht besonders gut zu verwerten. Wenn das Gemüse aber in irgendeiner Form gegart wurde – gekocht, gebraten oder im Ofen gebacken –, tut es uns auch bei Zimmertemperatur sehr gut. So machen es auch die Italiener: Dort wird das Gemüse als Antipasti gegessen. Daher meine Einladung an dich: Wann immer du Gemüse zubereitest, mache gleich etwas mehr und genieße auch während der folgenden Mahlzeiten etwas davon.

MEHRERE DOSHAS AN EINEM TISCH: MODULARES KOCHEN

Eine Frage, die die meisten beschäftigt, wenn sie davon hören, dass es sinnvoll ist, sich individuell abgestimmt auf sein Dosha zu ernähren, lautet: Wie soll das gehen, wenn ich mit anderen Dosha-Typen am Tisch sitze? Muss dann jeder etwas anderes essen? Die Antwort ist ganz klar: Jein. Klar, wenn du für dich allein kochst, wählst du das aus, was perfekt zu dir passt. Wie du mittlerweile schon weißt, ist nicht nur die Auswahl der Nahrungsmittel ayurvedisch, sondern auch die Uhrzeit, die Kombination und so weiter. Diese weiteren Aspekte betreffen alle Doshas, also sind wir in diesem Punkt schon mal auf der sicheren Seite.

Wenn es darum geht, für alle Doshas etwas auf den Tisch zu bringen, kann man Mahlzeiten zum Beispiel so zubereiten, dass jeder sich das nehmen kann, was er mag. Und man kann Add-ins auf den Tisch stellen, die es jedem ermöglichen, seine Mahlzeit für sich zu modifizieren. Ich mache das zum Beispiel immer morgens, wenn wir Hirse essen. Unsere Kids lieben die Hirse herzhaft mit Ei und mein Mann und ich eher süß mit Obst. Dafür koche ich einen Topf mit Hirse und bereite Ei und Apfel separat vor. Dann kommt die Hirse in die Schälchen und dazu die herzhafte oder die süße Gewürzmischung. Anschließend gebe ich für die Kids Ei, bei uns Erwachsenen den Apfel dazu, umrühren, fertig. Wirkt im ersten Moment wahnsinnig kompliziert, ist es aber nicht. Wenn du für dich eine Gemüsesuppe kochst, kannst du zum Beispiel ein bisschen mehr Gemüse vorbereiten und für den Rest der Familie in der Pfanne anbraten. Wenn es Nudeln gibt, mache ich oft Nudeln mit Gemüse und Tomatensoße. Die Kinder essen dann die Nudeln mit Tomatensoße, ich nehme Gemüse mit ein paar Nudeln und etwas gehacktem Grün und mein Mann Nudeln mit Gemüse, Tomatensoße und Grün.

Die andere Möglichkeit ist, über die »Mahlzeitendeko« das Gericht für dein Dosha zu modifizieren. Das Prinzip »Gleiches verstärkt Gleiches und das Gegenteil gleicht es aus« kann man sich zunutze machen, um durch Kleinigkeiten das Gericht für alle bekömmlicher zu machen. Wir haben sehr oft »Mahlzeitendeko« auf dem Tisch stehen, sodass sich jeder das nehmen kann, was ihm guttut. Oft sind es eine scharfe Soße, gehackte Kräuter, Wildsalat oder Chicorée, Öl oder Ghee, Nüsse oder Samen. Jedes Dosha braucht etwas anderes. Vata nimmt etwas Öl oder Ghee und ein paar Samen dazu, Pitta ein paar Kräuter, Salate und Nüsse, damit es schön knackt, und Kapha alles, was schärfer ist und Bitterstoffe enthält, also auch Kräuter und Salate. So wird jedes Gericht »doshaisiert« und nebenbei auch vielfältiger und interessanter. Wenn du also mit mehreren Doshas zusammen isst, kannst du diese einfachen Add-ins anbieten. So hat jeder, was er braucht.

Kernpunkte

Mache es dir in der Küche so leicht wie möglich

Nimm dir am Wochenende Zeit, um Gewürzmischungen und Salatsoßen vorzubereiten, Gemüse zu schnippeln oder einen Mahlzeitenplan zu erstellen. Nimm für unterwegs etwas mit oder wähle weise, wenn du im Restaurant bist. Das ist einfacher, als du denkst, wenn du dir erlaubst, die ayurvedischen Regeln nicht so eng auszulegen.

Lerne, intuitiv zu kochen

Frage dich, auf welche der Basics du Appetit hast, und würfle dann deine Mahlzeit unkompliziert zusammen. Nur der erste Schritt ist eine Herausforderung. Wenn du diese Art zu kochen erst einmal verinnerlicht hast, ist sie kinderleicht. Nutze außerdem Gewürze und Toppings, um die Mahlzeiten interessanter zu machen oder für unterschiedliche Bedürfnisse, Doshas und Geschmackswünsche anzupassen.

ERNÄHRUNGSTEMPLATES: GANZ EINFACH AYURVEDISCH KOCHEN

Mir geht es darum, dir den Einstieg beziehungsweise das Kochen so einfach wie möglich zu machen. Daher habe ich Templates, also Vorlagen, für die einzelnen Mahlzeiten entwickelt. Die Templates sind die optimale Möglichkeit, in das intuitive Kochen einzusteigen, und alles, was kompliziert und aufwendig ist, erst mal wegzulassen. Wenn du allerdings viel Pitta in dir hast, kann es sein, dass dir ein fertiges Rezept mit konkreten Maßangaben und einer Zutatenliste angenehmer erscheint. Das ist nicht schlimm, auch für dich ist es gut, einen intuitiveren Zugang zum Kochen zu finden und dich nicht so sehr an Daten und Fakten festzubeißen.

WIE DU DIE TEMPLATES BENUTZT

Es gibt Templates in drei Schwierigkeitsgraden. Wenn es für dich neu und ungewohnt ist zu kochen, starte mit der Einstiegsvariante. Wenn dir das entgegenkommt, kannst du das auch für immer beibehalten. Diese Variante ist genauso lecker und nahrhaft wie die anderen, aber noch einfacher und unkomplizierter. Wenn dir die Einstiegsvariante langsam zu einfach wird und du Lust hast, etwas Neues auszuprobieren, halte dich an Level 1 und Level 2.

Generell gilt: Wähle zunächst Zutaten, die du schon kennst und am besten zu Hause hast oder häufiger benutzt. Wenn du eine Variante ausprobiert hast, die dir gefällt, koche sie mehrere Tage hintereinander und werde geübter im Vorbereiten, Zubereiten, Würzen … So kannst du die Abläufe verfeinern und wirst sicherer. Das wiederum hilft dir bei neuen Varianten.

Als Nächstes änderst du nur einen einzigen Aspekt dieser Variante: Nimm also zum Beispiel Birnen statt Äpfel, wähle andere Gewürze oder probiere eine andere Getreidesorte aus. So kannst du herausfinden, welche Bestandteile des Essens dir gut gefallen. Zum Frühstück lieben wir bei uns zu Hause zum Beispiel Äpfel mit jeglicher Getreidesorte. Die verschiedenen Level, die du unten findest, unterscheiden sich wie gesagt nicht in der Köstlichkeit, sondern nur in der Komplexität der Zubereitung.

FRÜHSTÜCKSTEMPLATE

Das Frühstück besteht aus Getreide, das in einer Flüssigkeit deiner Wahl gekocht und mit Gewürzen verfeinert wird. Wenn du magst, nimm noch ein Topping. Bei Level 1 und Level 2 kommt außerdem leckeres Obst dazu. Wähle zunächst dein Level und dann lege los:

- *Einsteiger – Getreidebrei:* Grundlage und Flüssigkeit wählen, zubereiten wie beschrieben
- *Level 1 – Getreide-Obst-Brei:* Getreidebrei zwölf Minuten köcheln lassen, etwas Obst direkt in den Topf geben
- *Level 2 – Getreidebrei mit einer Extraportion Obst oder Kompott:* Getreidebrei wie oben, parallel Kompott zubereiten

ALLGEMEINE ZUBEREITUNGSEMPFEHLUNGEN FÜR GETREIDEBREI

Du kannst Getreidebrei auf drei Weisen kochen: ihn anrühren, ihn aufkochen und quellen lassen oder ihn zwölf Minuten köcheln lassen. Für alle Zubereitungsweisen gilt: Nimm die Flüssigkeit deiner Wahl und gib ein bisschen süße

SIMPLICITY-TIPPS FÜRS FRÜHSTÜCK

- *Für Einsteiger und Level 1:* Koche eine größere Portion deines Lieblingsgetreides für zwei bis drei Tage vor (Zubereitung siehe unten, am besten zwölf Minuten köcheln lassen) und bewahre es im Kühlschrank auf. Morgens dann nur noch etwas Flüssigkeit in den Topf geben, fertiges Getreide einrühren, bis es warm ist, Gewürzmischung drüber, fertig. Chiasamen kannst du ebenfalls fertig eingeweicht im Kühlschrank aufbewahren. Dann musst du sie vor dem Verzehr nur noch etwas erwärmen.
- *Für Level 2:* Koche einen großen Topf Obstkompott, bewahre diesen im Kühlschrank auf und gibt etwas davon zum fertigen Getreidebrei dazu.

Gewürzmischung dazu. Für mehr Süße kannst du Trockenfrüchte nehmen oder aber Süßungsmittel wie rohen, kalt geschleuderten Honig, Ahornsirup, Agavendicksaft oder Ähnliches. Je mehr Pitta, also auch mehr Hunger du hast, desto eher brauchst du Nüsse, Nussmus oder anderes Fett. Wenn dir die Konsistenz nicht zusagt, kannst du den fertigen Brei auch mit dem Zauberstab pürieren.

WÄHLE DEINE LIEBLINGSZUTATEN

GETREIDE

Einige Getreidearten brauchen nur angerührt zu werden, andere kochst du einmal auf und lässt sie quellen, wieder andere sollten rund zwölf Minuten köcheln. Hier eine Übersicht (in Klammern jeweils das Verhältnis von Getreide zu Flüssigkeit):

- *Nur anrühren*: Chiasamen (1 zu 4)
- *Flüssigkeit aufkochen, Getreide hineinrühren, quellen lassen*: Haferflocken (1 zu 4), Polenta (1 zu 4, mehrfach rühren, vor allem am Anfang), Couscous (1 zu 2) und Dinkel-/Weizengries (1 zu 2)
- *Rund 12 Minuten köcheln* (bei dieser Variante kannst du das Obst auch direkt mit in den Topf geben): Hirse (1 zu 2), Quinoa (1 zu 2), Reis (1 zu 2), Buchweizen (1 zu 2)

FLÜSSIGKEITEN

Alle Getreidearten werden in einer Flüssigkeit gekocht. Dafür können wir Wasser nehmen, aber auch alle möglichen Milchsorten. Probiere einfach mal verschiedene Milcharten, jede schmeckt anders, und das Ergebnis ist immer sehr lecker. Nimm zunächst Wasser, dann vielleicht Kuhmilch, dann Kokosmilch, Mandelmilch, Hafermilch oder eine andere Milch deiner Wahl.

TOPPING

Das Topping kannst du verwenden, um dein Frühstück reichhaltiger oder auch spannender zu machen: Nimm zum Beispiel Kokosflocken, Nüsse, Samen, Minze, Kokosöl, Nussmus, Ghee oder Trockenfrüchte (Rosinen, Cranberrys, Datteln, Aprikosen, Feigen, Pflaumen).

GEWÜRZE

Nimm einfach etwas Zimt oder probiere eine der Gewürzmischungen von Seite 189.

OBST FÜR LEVEL 2

Einsteiger und Level 1 brauchen diesen Teil nicht. Beim Einstieg bleibst du bei Getreide und bei Level 1 gibst du das Obst einfach direkt mit in den Topf.

- Obstkompott: Geschnippeltes Obst mit etwas Wasser fünf Minuten köcheln lassen. Trockenfrüchte am besten gleich dazugeben, dann können sie sich mit Wasser vollsaugen. (Essen wir sie einfach so, ziehen sie sich das Wasser aus dem Körper. Das ist nicht an sich schlimm; neigen wir aber dazu auszutrocknen, weil wir viel Vata in der Konstitution haben, ist es besser, wenn wir austrocknende Dinge meiden.) Es eignen sich: Äpfel, Pflaumen, Birnen, Pfirsiche, Nektarinen; als Trockenfrüchte wähle zum Beispiel Rosinen, Cranberrys, Datteln, Aprikosen, Feigen oder Pflaumen.
- Gebratenes Obst: Etwas Ghee, Kokosöl oder anderes Fett in einen Topf oder die Pfanne geben. Nach Belieben gehackte Nüsse kurz anrösten und dann das klein geschnippelte Obst hinzugeben. Fünf Minuten anbraten, etwas Gewürzmischung hinzugeben. Geeignete Obstsorten sind Äpfel, Pflaumen, Birnen, Pfirsiche, Nektarinen und Bananen.

FRÜHSTÜCK AUF EINEN BLICK

Hier eine kleine Zusammenfassung zum Frühstück. Folgende klassische Frühstücke sind extrem schwer zu verdauen:

- Joghurt mit Obst
- Kaltes Müsli mit rohen Getreideflocken
- Brot mit Käse oder Wurst
- Superfood-Smoothies

OPTIMALER FRÜHSTÜCKSEINSTIEG FÜR NEWBIES

Abgesehen von dem Frühstückstemplate gibt es auch die Möglichkeit, dein aktuelles Lieblingsfrühstück etwas zu ayurvedisieren.

Für Brotliebhaber: Dass Brot so schwer verdaulich ist, liegt einerseits an der Feuchtigkeit darin und andererseits an der Kombination mit Käse und Wurst. Darum hier ein paar Möglichkeiten, dein Brotfrühstück leichter verdaulich zu machen:

- Toaste dein Brot. Das entzieht dem Brot die Feuchtigkeit und macht es deinem Bauch leichter.
- Für die süße Variante: Nimm Marmelade oder Honig (ohne Butter). Beides ist sehr leicht verdaulich.
- Für die herzhaftere Variante: Nimm vegetarische Aufstriche, Avocado, Senf mit Tomate oder einfach Butter und Salz, das lieben zum Beispiel meine Kinder sehr.

Für Müsliliebhaber: Statt dein Müsli mit kalter Milch oder Joghurt zu übergießen, koche es in Wasser oder Pflanzenmilch oder gebe heißes Wasser darüber und lass es eine Weile ziehen. Nimmst du normalerweise Obst dazu, koche es einfach mit. Lass dein Müsli so, wie es ist, oder süße es mit Honig und streue noch etwas Zimt darüber.

Für Smoothie-Fans: Vereinfache deine Smoothies, indem du die Menge der Zutaten auf drei bis vier beschränkst. Lass Superfoods und Pulver weg und vermeide Eiswürfel oder Tiefgekühltes. Nimm eventuell etwas Ingwer dazu und trinke den Smoothie bei Zimmertemperatur oder sogar lauwarm, um deine Verdauung zu unterstützen.

Für Frühstücksauslasser: Wenn du sehr viel Kapha hast, ist es durchaus eine gute Wahl, auf das Frühstück zu verzichten. Im Ayurveda lässt man allerdings – wenn man überhaupt auf eine Mahlzeit verzichtet – am ehesten das Abendessen weg, da das Frühstück wichtig ist, um das Verdauungsfeuer anzuheizen. Damit du morgens Hunger hast, drehe an der Leichtigkeit deines Abendessens: Iss abends also eher etwas leichter. Um dann anzufangen, doch zu frühstücken, nimm zunächst sehr kleine Portionen zu dir und wähle etwas, das deinen Stoffwechsel anregt. Dafür eignet sich besonders gut gedünstetes Obst, dem du vielleicht noch ein paar Gewürze beigibst.

MITTAGSTEMPLATE

Für das Mittagessen habe ich dir drei Template-Varianten erstellt. Wähle je das, was du lieber magst beziehungsweise was dir mehr liegt. Entscheide dich also zunächst, ob dein Mittagessen in einem Topf oder auf dem Backblech gemacht werden soll. Die Pfanne geht natürlich auch, benötigt aber mehr Aufmerksamkeit, da man während des Bratvorgangs danebenstehen muss: Weil Flüssigkeit nicht extra hinzugegeben wird, läuft man ansonsten Gefahr, dass das Essen anbrennt. Darum gibt es für die Easy-Templates nur die Varianten im Topf und auf dem Backblech. Außerdem liebe ich Essen, das sich nach der Vorbereitung von allein kocht.

Auch beim Mittagessen gilt: Starte mit der einfachsten Variante, wenn du wenig Kocherfahrung hast. Erst wenn dir die Zubereitung leichtfällt, probiere das nächste Level aus. Wähle die Zutaten, die du schon kennst und zu Hause hast oder häufiger benutzt. Koche ein Gericht oder eine Variante mehrere Tage hintereinander und verfeinere das Vorbereiten, das Zubereiten und das Würzen … Als Nächstes ändere nur einen einzigen Aspekt. Verwende ein anderes Gemüse, anderes Getreide oder andere Hülsenfrüchte oder andere Gewürze. So ist die Weiterentwicklung deiner Skills am einfachsten.

IN VIER SCHRITTEN ZUR MAHLZEIT

Wähle:

1. Gemüse
2. Getreide und/oder Hülsenfrüchte
3. Gewürzstyle beziehungsweise Gewürzmischung (deutsch, asiatisch, indisch, italienisch …)
4. Topf oder Blech

Fertig!

Wenn ich überlege, was ich kochen möchte, blicke ich zunächst immer ins Gemüsefach des Kühlschranks. Dann suche ich aus, was dazu gut passt: welches Getreide oder welche Hülsenfrüchte. Danach entscheide ich, welche Gewürze dazukommen und auf welche Art ich es zubereiten will. Fertig ist das Gericht.

Damit bist du eigentlich schon bestens gerüstet, um ayurvedisch zu kochen. Aber natürlich habe dir noch ein bisschen mehr anzubieten. Hier folgen meine Mittagstemplates.

BACKBLECHTEMPLATE

Meine Familie und ich lieben Ofengemüse, sodass wir es mehrmals pro Woche essen. Es ist so einfach gemacht und wahnsinnig abwechslungsreich durch die verschiedenen Gemüsesorten, die man verwenden kann, und die unterschiedlichen Gewürze. Wenn du geübter bist, kannst du auch verschiedene Dips, Chutneys und Soßen dazu reichen.

- *Einsteiger:* zwei Gemüsesorten auswählen
- *Level 1:* mehrere Gemüsesorten plus Deko oder/und Dip
- *Level 2:* Gemüse, Öl und Gewürze vorher zusammenmischen

Geeignete Gemüsesorten (meine Favoriten) sind Süßkartoffeln, Kartoffeln, Kürbis (Hokkaido oder Butternut), Rote Bete, Rübchen, Kohlrabi, Auberginen, Fenchel, Rosenkohl, rote Zwiebeln, Paprika und Möhren.

ZUBEREITUNG FÜR EINSTEIGER

1. Heize den Ofen auf etwa 200 Grad vor (oder stelle ihn einfach an und lege direkt los).
2. Schneide das Gemüse klein. Die Größe ist egal, aber je kleiner es ist, desto schneller ist es fertig. Kartoffeln und Süßkartoffeln schneide ich manchmal länglich als Fake-Pommes, aber eigentlich ist die Form egal. An manchen Tagen mag ich es grob, sodass ich das Stück durchschneiden muss, um es in den Mund zu bekommen, und an manchen Tagen eher feiner.
3. Lege Backpapier aufs Blech und dann das geschnippelte Gemüse darauf – entweder ordentlich, jedes Gemüse in seinem Bereich, oder fröhlich durchmischt. Besonders bei wählerischen Mitessern, die nicht alle Gemüsesorten mögen, empfiehlt sich die sortierte Variante.
4. Beträufle das Gemüse mit Öl (mein Favorit ist Rapsöl) und streue Salz und Gewürze darüber. Ab in den Ofen.
5. Je nach Größe der Gemüsestückchen 15 bis 20 Minuten backen lassen. Wende das Gemüse einmal nach etwa 10 Minuten. Gebe das fertige Gemüse auf die Teller und genieße es.

GEWÜRZE FÜR EINSTEIGER

Nimm einfach das, was du kennst und zu Hause hast: Pfeffer, Salz, Kräuter der Provence, Paprika, Kurkuma … *Feel free!* Probiere dich aus und wähle unterschiedliche Gewürze. Ein Tipp: Sei großzügig. Meine Lieblingsgewürze für Ofengemüse kann man super als Mischung vorbereitet in einem Glas aufbewahren, dann geht es noch schneller: Kurkuma, süße Paprika, Kreuzkümmel, Ajowan, Asafoetida und Salbei.

LEVEL 1: LECKERE ADD-INS

- Extras: Tofu-Stückchen (plain oder mit Geschmack) oder gewürfelten Ziegenkäse hinzugeben, kurz bevor das Ofengemüse fertig ist.
- Dips: Hummus (Kichererbsenmus), Guacamole (Avocadocreme), Senf oder jegliche andere Soße, die du magst. Unsere Kids nehmen gerne Ketchup dazu. Lass dich einfach im Bioladen von Soßen inspirieren.

- Topping: irgendetwas, das knackt. Eine kleine Auswahl findest du bei den Basics ab Seite 190.

LEVEL 2: ALLES GEMEINSAM ANRICHTEN

Vermische alles vorher, indem du das Gemüse mit dem Öl und den Gewürzen in eine große Schale gibst und gut vermengst, um die Gewürze gleichmäßig zu verteilen. Erst dann gib alles zusammen auf das Blech.

Oder du mischst die verschiedenen Gemüsesorten einzeln mit Öl und Gewürzen vorab, bevor du sie getrennt auf dem Blech verteilst. Das hat den Vorteil, dass jeder am Tisch sich einfach nur das auf den Teller füllen kann, was ihm schmeckt. Zudem kannst du die verschiedenen Gemüsesorten unterschiedlich würzen. Das bringt noch ein bisschen mehr Abwechslung auf den Teller. Ich mag zum Beispiel Süßkartoffeln oder Kürbis leicht gesüßt mit etwas Zimt. Für Auberginen eignet sich ein mediterranes Gewürz wie Rosmarin oder Oregano sehr gut. Deiner Fantasie sind hierbei keine Grenzen gesetzt.

TOPFTEMPLATE

Alles, was sich im Topf schon kennenlernen durfte, ist leichter zu verdauen. Außerdem erleichtert diese Art des Kochens die Zubereitung: alles rein, köcheln, fertig. Wenn du dein Gemüse knackiger magst, kannst du es nach der Hälfte der Kochzeit in den Topf geben. Ich bin da Vata-mäßig und mag es gerne auch mal matschig.

- Einsteiger: Getreide-Gemüse-Eintopf
- Level 1: Hülsenfrucht-Getreide-Gemüse-Eintopf
- Level 2: Hülsenfrucht-Getreide-Gemüse-Eintopf mit extraaromatischen Gewürzen

Gemüsesorten, die sich gut eignen (kein Anspruch auf Vollständigkeit), sind verschiedene Kohlsorten (Chinakohl, Spitzkohl, Weißkohl, Rotkohl, Rosenkohl, Grünkohl, Brokkoli, Blumenkohl, Kohlrabi), Rüben (Süßkartoffel, Möhren, Rote Bete, Rübchen, Pastinaken), Auberginen, Zucchini, Fenchel und Lauch. *Als Getreide eignen sich besonders gut* Hirse, Bulgur, Reis, Quinoa und Buchweizen.

ZUBEREITUNG FÜR EINSTEIGER

2 Tassen Wasser – 1 Tasse Getreide – 2 Handvoll Gemüse deiner Wahl – 1 TL Salz – Gewürze deiner Wahl oder eine der Gewürzmischungen (siehe Seite 189)

1. Koche das Wasser im Topf auf und gibt dann das Getreide und das Gemüse dazu. Mit Salz und Gewürzen abrunden.
2. Bei kleiner Flamme etwa 15 Minuten köcheln lassen. Fertig!

Tipp: Vollkornreis braucht etwas länger. Siehe dafür auf der Packung nach.

HÜLSENFRÜCHTE FÜR LEVEL 1

- Alle Linsenarten: rote, gelbe, grüne, braune, schwarze. Ich liebe besonders Mung Dal oder Mungbohnen, die man aber fast ausschließlich im Internet (zum Beispiel bei www.amla.de) oder in gut sortierten indischen Geschäften bekommt. Im Ayurveda gelten sie als die Hülsenfrucht, die am leichtesten verdaulich ist. Grundsätzlich gilt: Je kleiner, desto leichter verdaulich.
- Bohnen: Cannellini, dicke Bohnen, Kidneybohnen, auch Kichererbsen aus der Dose (Achtung: nicht jeden Tag konservierte Nahrungsmittel essen)

ZUBEREITUNG MIT LINSEN

2 Tassen Wasser (wenn du es flüssiger magst, nimm mehr!) – ½ Tasse Getreide und ½ Tasse Linsen (beides 20 Minuten oder länger in Wasser einweichen und dann das Einweichwasser abgießen; kann einfach über Nacht oder morgens eingeweicht werden, wenn man mittags kochen will) – 2 Handvoll Gemüse deiner Wahl – Gewürze (was du dahast oder eine der Gewürzmischungen) – 1 TL Salz

1. Gib Wasser in einen Topf und koche es auf.
2. Füge die restlichen Zutaten hinzu und lass sie bei kleiner Flamme etwa 20 Minuten köcheln. Fertig!

Tipp: Das Salz erst zum Schluss hinzugeben, sonst werden die Linsen nicht gar.

ZUBEREITUNG MIT BOHNEN AUS DER DOSE

2 Tassen Wasser – 1 Tasse Getreide – 2 Handvoll Gemüse deiner Wahl – Gewürze nach Wahl (was du dahast oder eine der Gewürzmischungen) – 1 TL Salz – ½ Dose Bohnen oder Kichererbsen

1. Gib Wasser in einen Topf und koche es auf.
2. Füge die restlichen Zutaten bis auf die Bohnen beziehungsweise Kichererbsen hinzu und lass sie bei kleiner Flamme etwa 15 Minuten köcheln.
3. Gib erst zum Schluss die Bohnen oder Kichererbsen hinzu und lass sie kurz durchziehen. Fertig!

ZUBEREITUNG: NUR GEMÜSE

Ausreichend Wasser, damit das Gemüse bedeckt ist – 2 Handvoll Gemüse deiner Wahl – Gewürze nach Wahl – 1 TL Salz

1. Gib Wasser in einen Topf und koche es auf.
2. Gib alle restlichen Zutaten in den Topf und lass sie bei kleiner Flamme etwa 15 bis 20 Minuten köcheln. Fertig!

Tipp: Dazu passen Brot, Getreide (zum Beispiel Reste vom Frühstück) oder Tofu. Du kannst auch einen Teil des Wassers durch Kokosmilch ersetzen.

LEVEL 2

- *Gewürz-Finetuning:* Bevor du Getreide, Gemüse und Co. in den Topf tust, gib etwas Fett deiner Wahl (Ghee – Rezept siehe Seite 188 –, Kokosöl, Rapsöl, Sonnenblumenöl, Olivenöl …) in den Topf und röste die Gewürze deiner Wahl kurz an, sodass sich das Aroma entfaltet. Dann gibst du das Gemüse, das kochende Wasser und Getreide oder zusätzlich die Hülsenfrüchte hinzu.
- *Gemüse-Finetuning:* Lecker ist auch, kurz vor Schluss noch grüne Blätter wie Spinat, Mangold oder Chicorée hinzuzugeben oder diese gehackt, wie frische Kräuter, beim Servieren on top zu streuen.
- *Als Topping* eignen sich Samen, Nüsse und Tofu- oder Schafskäsewürfel.

VERDAUUNGSSTÖRER UND STOFFWECHSELHELFER

Damit du dir mit deinem Mittagessen etwas Gutes tust, findest du hier eine Übersicht, was deine Verdauung belastet beziehungsweise fördert.

Verdauungsstörer

- *Vata:* kaltes, zu schweres und komplexes Essen, Rohkost, Achtung bei Unverträglichkeiten oder Nahrungsmittelsensibilitäten
- *Pitta:* zu scharfes, saures oder säureproduzierendes Essen (Alkohol, Zucker, rotes Fleisch)
- *Kapha:* zu »dichtes« und »schweres« Essen (viel Fett, zu viel Eiweiß), zu süß, zu viel, zu oft am Tag, Milchprodukte und frisches Brot

Stoffwechselhelfer

- Vata: vor dem Essen ein bisschen frischen Ingwer mit Zitrone und Salz kauen, ein paar Gabeln Sauerkraut zum Essen nehmen, in Ruhe essen, nach dem Essen 5 bis 15 Minuten auf der linken Seite liegen, viele Gewürze
- Pitta: frische Kräuter, gehackte Salate über das Essen geben, grüne Gewürze verwenden (Thymian, Majoran und Ähnliches), Nahrungsmittelpausen trainieren, Minze und Kokos verwenden, um zu kühlen
- Kapha: alle scharfen und erhitzenden Gewürze (Pfeffer, Ingwer, Chili, Curry, Zimt und Ähnliches), großzügig Bitterstoffe und Zusammenziehendes sowie dunkelgrüne Gewürze und Kräuter integrieren

ABENDESSENSTEMPLATE

Am einfachsten ist es, wenn du das Essen, das es mittags gab, zum Abendessen ohne Nüsse, Samen, Tofu, Käse und zusätzliches Öl isst und dir eine kleinere Portion auftust. Wenn du eine schwache Verdauung hast, dir das Essen abends oft schwer im Bauch liegt oder du gerne etwas abnehmen möchtest, ist der Gemüseeintopf ohne Zusätze besonders empfehlenswert. Ebenso sind Suppen eine tolle Variante für abends, außerdem sind sie auch leicht vorzubereiten.

GEMÜSESUPPE

Gemüsesorten, die sich gut eignen (kein Anspruch auf Vollständigkeit), sind Brokkoli, Blumenkohl, Kohlrabi, Süßkartoffeln, Möhren, Rote Bete, Rübchen, Pastinaken, Zucchini, Fenchel und Lauch.

- Einsteiger: eine Sorte Gemüse, Wasser, Salz und Gewürze zusammenkochen, eventuell pürieren
- Level 1: mehrere Gemüsesorten, Wasser, Salz, Gewürze zusammenkochen, eventuell pürieren
- Level 2: Gewürze in Öl andünsten, dann Gemüse, Wasser und Salz hinzufügen, kochen und eventuell pürieren

EXTRAS FÜR LEVEL 1 UND 2

- Kokosmilch, Sahne, Sojasahne oder andere pflanzliche Sahne beziehungsweise ein paar Cannellini-Bohnen aus der Dose, um die Suppe cremiger zu machen (wenn du abnehmen möchtest: lieber zurückhaltend sein mit den fetthaltigen Zutaten)
- Gehackte Kräuter oder Bittersalate (siehe Mittagessen) darüberstreuen
- Samen oder Nüsse darübergeben
- Ein Klecks Meerrettich, zum Bespiel in eine Rote-Bete-Suppe – sehr lecker!

DIE WICHTIGSTEN ZUTATEN

Hier findest du die Basics, die dir den Küchenalltag nicht nur leichter, sondern auch deine Gerichte spannender machen, und das ganz einfach und unkompliziert.

ÖLE UND FETTE

Es gibt viele tolle Fette und Öle. Achte darauf, dass du hochwertige Öle in Bioqualität verwendest. Das Basic im Ayurveda ist das Ghee. Die Anleitung, wie du es selbst herstellst, findest du direkt im Anschluss. Mittlerweile gibt es Ghee aber auch schon in vielen Bioläden. Wenn du vegan lebst, kannst du als Alternative Kokosöl benutzen.

Für Salate und Gemüse aller Art ist Olivenöl köstlich. Sonnenblumenöl und Rapsöl sind relativ geschmacksneutral und hoch erhitzbar. Sesamöl ist prima für asiatisch angehauchte Gerichte (zum Beispiel mit Chinakohl).

Du kannst die Öle aber auch mixen. Wechsel auf jeden Fall häufiger mal die Sorte, damit es nicht langweilig wird und dein Körper von den verschiedenen Nährstoffen profitiert. Hochwertige Öle und Ghee findest du im gut sortierten Supermarkt oder im Internet, zum Beispiel unter www.ayurveda-marktplatz.de oder www.cosmoveda.de.

GHEE (GEKLÄRTE BUTTER, LEVEL 2)

Ghee kannst du vielfältig verwenden: zum Braten, Kochen und auch zur Pflege der Haut. Im Ayurveda ist es nicht nur eines der wertvollsten Lebensmittel, sondern wird auch innen wie außen als Heilmittel eingesetzt. Und außerdem ist es im Essen der Hammer! Ein Vorteil ist, dass es sehr hoch erhitzbar ist und nicht anbrennt. Zudem verliert Ghee durch das Erhitzen nicht an Qualität!

Es lohnt sich also, es mal auszuprobieren. Ich bereite mittlerweile gleich große Mengen zu und stelle bis zu 16 Packungen Butter gleichzeitig her! Dafür braucht es aber ein bisschen Übung. Starte mit zunächst ein oder zwei Paketen.

ZUBEREITUNG

Ungesalzene Butter (Menge nach Bedarf, bedenke: Ein Drittel der Flüssigkeit geht beim Kochen verloren) – Sieb – Passiertuch oder Küchentuch – luftdichtes, ausgekochtes, sauberes Gefäß (vor allem, wenn du es länger lagern willst)

1. Lass die Butter in einem Topf langsam schmelzen. Wenn sie ganz geschmolzen ist, einmal aufkochen, bis sie schäumt, und dann auf kleiner Hitze etwa 30 Minuten köcheln lassen. Je größer die Menge ist, die du zubereitest, desto länger dauert es. Nicht umrühren. Nach einer Weile setzt sich obenauf ein weißer Schaum ab. Diesen schöpfe ich zwischendrin immer wieder ab, denn das Ghee soll schön klar und goldgelb werden. Wenn sich unten am Topfboden eine leicht bräunliche Schicht absetzt, ist das Ghee fertig.
2. Gib die Masse nun durch ein mit dem Tuch ausgelegtes Sieb in ein luftdichtes Gefäß. Ghee ist bei Raumtemperatur ungefähr ein halbes Jahr haltbar, wenn du das Glas vorher ausgekocht hast.

Tipp: Gib in die flüssige Butter zum Beispiel Ingwer, Kardamom und/oder Kreuzkümmel und fische diese vor dem Sieben wieder heraus.

GEWÜRZE

Gewürze sind im Ayurveda hoch angesehen und werden gerne verwendet, da sie den Stoffwechselprozess unterstützen und auch schwer verdauliches Essen oder ungünstige Nahrungsmittelkombinationen für unseren Körper leichter verwertbar machen.

- Einsteiger: Für die schnelle, einfache Variant nutze erst mal nur die Gewürze, die du zu Hause hast oder sowieso schon kennst. Kaufe gemahlene Gewürze und gib sie einfach mit in den Topf oder aufs Blech. Für deine Gewürzmischungen vermenge alle Gewürze miteinander und gib sie in einen luftdichten Behälter. Ich bewahre alles in kleinen Gewürzgläsern auf, die ich je nach Anwendungsgebiet beschrifte, zum Beispiel »Süße Mischung« oder »Hirse-Mix« für die Mischung, die ich immer für unseren Frühstücksbrei verwende. *Feel free* und finde deinen persönlichen Lieblingsmix, vielleicht ein »Ofengemüse-Mix« oder was dir sonst noch einfällt.

- Level 1: Damit sich das Aroma noch mehr entfaltet, röste die Gewürze vor dem Kochprozess in Ghee oder einem anderen Fett an. Das ist der klassisch ayurvedische Weg, jedoch für den Einstieg oder wenn es besonders schnell gehen muss, eventuell zu aufwendig. Für die Vorratshaltung deiner Gewürzmischungen gib alle Gewürze in eine Pfanne *ohne* Öl oder Ghee und rösten sie, bis sie zu duften beginnen. Lass sie dann abkühlen, mörser oder mahle sie eventuell und fülle sie in einen sauberen verschließbaren Behälter.
- Level 2: Nutze Gewürze in ihrer ursprünglichen, nicht zerkleinerten Form, also als Samen, zum Beispiel Kardamom, Fenchel, Kreuzkümmel und Pfeffer. Diese werden in Ghee angeröstet und dann mitgekocht… Hmm, lecker! Wenn du Samen und Pulver gleichzeitig verwenden und anrösten willst, gib zuerst die ganzen Samen in den Topf. Erst kurz bevor das Gemüse oder das Getreide dazukommt, röstest du das Pulver mit. Achte darauf, die Gewürze nicht zu heiß zu rösten, sonst brennen sie dir womöglich an. Für viele Einsteiger ist das zunächst zu *advanced*. Macht nichts: Pulver tut's auch!

Meine Lieblinge und die Klassiker im Ayurveda sind Asafoetida, Kreuzkümmel, Koriander, Kardamom, Kurkuma, Fenchel, Curry (mild), Vanille, Salz (Meersalz oder Steinsalz), Pfeffer, Zimt und Ingwer (frisch oder als Pulver). Sehr gerne nutze ich aber auch die grünen Varianten: Salbei, Majoran, Rosmarin, Thymian, Oregano und auch Dill, Petersilie und Co. Diese Liste ist natürlich nicht vollständig – es gibt so viele tolle Gewürze! Um es einfach zu halten, nimm zunächst das, was du dahast oder was dich besonders anspricht. Komplizierter machen kannst du es später immer noch. Ich finde kaum etwas nervenaufreibender als Rezepte, für die man erst mal die Zutaten von drei verschiedenen Bezugsquellen besorgen muss, bevor man anfangen kann. Da ist die Einstiegshürde für unseren Verstand einfach zu hoch. Ich werfe dann schnell das Handtuch und wähle ein Rezept, dessen Zutaten ich kenne und schnell einkaufen kann.

GEWÜRZMISCHUNGEN FÜR EINSTEIGER

Im Folgenden findest du ein paar leckere Mischungen, mit denen du starten kannst, wenn du dir in der Zusammenstellung noch unsicher bist. Aber denke daran: Das sind nur Anregungen. Du kannst alle möglichen Gewürze frei nach Gusto zusammenmischen und deine Lieblingsmischungen kreieren.

Süße Mischung
Super für den Frühstücksbrei, für gedünstetes Obst und für alles, das einen Hauch Süße gut vertragen könnte! Du brauchst dafür zum Beispiel

- 1 Teil Ingwer, 2 Teile Zimt und 1 Teil Kardamom oder
- 1 Teil Ingwer, 2 Teile Zimt, ½ Teil Anis und ½ Teil Vanille.

Herzhafte Mischung
Für Gemüse, Suppen und alles Herzhafte! Du brauchst dafür zum Beispiel

- 2 Teile Kreuzkümmel, 2 Teile Paprika, 1 Teil Kurkuma und 1 Teil Kardamom oder
- 1 Teil Koriander, 1 Teil Fenchel, 1 Teil Kreuzkümmel und 1 Teil Kurkuma.

Garam Masala
In Indien hat jede Familie ihr eigenes Masala. Dies ist meine Lieblingsvariante. Schmeckt super auf Ofengemüse! Du brauchst dafür:

- 2 EL Fenchelsamen
- 3 EL Kreuzkümmelsamen
- 3 EL Koriandersamen
- 1 EL rosa Pfeffer
- ½ TL Kardamomsamen

TOPPINGS

Toppings sind grundsätzlich supereinfach und können auch von Einsteigern verwendet werden. Und doch erfordern sie einen zusätzlichen Zubereitungsschritt in der Küche, weshalb ich sie eher ab Level 1 empfehle.

SAMEN UND SAMENMISCHUNGEN

Samen und Körner sind super als Topping auf Salat, Ofengemüse und überall dort, wo es knacken soll. Das ist etwas, das Pittas besonders lieben, denn ihnen ist es wichtig, etwas zu beißen zu haben. Fehlt ihnen das, sind sie nach der Mahlzeit nicht befriedigt. Aber auch alle anderen können damit ein simples Essen sehr einfach aufpeppen und interessanter machen. Du brauchst dafür:

- Kürbiskerne
- Sonnenblumenkerne
- Sesam
- Buchweizen
- Weitere Samen und Körner deiner Wahl

Welche Menge du wählst und welche Sorten du zusammenstellst, ist dir überlassen. Nimm, worauf du Lust hast, und variiere immer wieder einmal.

- Einsteiger: Kerne direkt aus der Tüte verwenden
- Level 1: Kerne in einer Pfanne ohne Öl rösten
- Level 2: Kerne wie bei Level 1 in der Pfanne ohne Öl rösten, dann aber mit etwas Sojasoße und Balsamicoessig ablöschen. Abkühlen lassen. Fertig!

NÜSSE

Auch Nüsse sind äußerst lecker auf dem Essen. Sie können süße wie herzhafte Gerichte aufpeppen. Die Zubereitung ist die Gleiche wie bei den Samen. Als Einsteiger oder wenn es besonders einfach sein soll, nimm sie direkt aus der Tüte. Für mehr Geschmack röste sie in der Pfanne an, und wenn du mehr willst, lösche sie ab wie für Level 2 bei den Samen beschrieben. Nüsse sind schwerer zu verdauen als Samen und haben meist einen sehr intensiven Geschmack, darum empfehle ich, lieber nur eine Sorte pro Gericht zu verwenden. Es eignen sich:

- Mandeln
- Cashewkerne
- Walnüsse
- Haselnüsse
- Weitere Nüsse deiner Wahl

GEMÜSETOPPING

Auf gekochten Gerichten ist etwas, das nicht nur Farbe bringt, sondern auch schön knackig ist, besonders lecker. Wenn es dann noch dem Gericht Nährstoffe hinzufügt, ist es umso besser. Gemüse und frische Kräuter bieten genau das!

Wir essen im Ayurveda eher selten Rohkost. Allerdings sind viele wichtige Nährstoffe in rohem Gemüse und Kräutern enthalten. Die folgenden Sorten sind auch als Rohkost leicht zu verdauen, da sie einen hohen Anteil an Bitterstoffen haben. Zudem bringen sie ein bisschen Spannung und Abwechslung ins Essen.

- Kräuter: unter anderem Petersilie, Dill, Schnittlauch, Koriander, Thymian, Majoran
- Bittersalate: Rauke, Chicorée, Wildsalat, Radicchio und Ähnliches
- Gemüse: Avocado, Tomate, Champignons (Tomate und Champignons sind nicht klassisch ayurvedisch, da sie zu den Nachtschattengewächsen zählen, genau wie Aubergine, Paprika und Co. Nachtschattengewächse können die Entzündungswerte im Körper erhöhen. Da wir im Allgemeinen sowieso zu Entzündungen neigen, sollten wir das nicht noch durch übermäßigen Genuss von Nachtschattengewächsen fördern. Aber weil wir ja nicht komisch werden, können wir sie ab und zu genießen. Und als Topping sind die beiden besonders lecker.)

Hacke einfach alles klein und gib es vor dem Servieren über das Essen. Besonders lange haltbar bleiben Kräuter und Salate, wenn du sie in ein nasses, ausgewrungenes Geschirrhandtuch einschlägst und im Kühlschrank lagerst.

FRÜHSTÜCKSTOPPING

Die folgenden Add-ins eignen sich besonders gut, um dein Frühstück zu pimpen. Es wird so nicht nur noch leckerer, sondern auch gehaltvoller. Besonders wichtig ist das für Pittas, damit sie ohne Hunger bis zum Mittagessen durchhalten. Du brauchst dafür:

- Kerne (zum Beispiel Kürbiskerne, Sonnenblumenkerne)
- Nüsse (zum Beispiel Mandeln, Haselnüsse, Cashewkerne, Walnüsse)
- Kokosflocken
- Eventuell Rosinen oder getrocknete Cranberrys

Röste Nüsse und/oder Kerne in einer Pfanne ohne Öl; die Kokosflocken röste separat (sie brauchen nur ganz kurz). Lass sie abkühlen und mische sie mit den Trockenfrüchten.

MITTAGSTOPPING

Wenn ich ein reines Gemüsegericht wie Ofengemüse oder einen Eintopf mache, füge ich bei großem Hunger gerne ein Topping hinzu, das etwas mehr Substanz bringt. Wenn ich dann abends das gleiche Gericht noch einmal esse, lasse ich einfach das Topping weg und habe ein superschnelles und leichtes Abendessen. Du brauchst dafür zum Beispiel:

- Schafskäse
- Mozzarella
- Tofu (pur oder mit Geschmack)
- Avocado

Das ist alles nicht klassisch ayurvedisch, aber sehr lecker. Und da wir ja nicht komisch werden, funktioniert es hervorragend. Wenn du abnehmen willst oder zu Wassereinlagerungen neigst, solltest du allerdings den Käse weglassen.

MANDELMILCH

Mandelmilch wird im Ayurveda gerne verwendet, da Mandeln deinen Körper sehr gut nähren. Das ist ideal, um zum Beispiel dein Frühstück gehaltvoller zu machen, oder für eine wärmende goldene Milch am Abend. Mit Mandelmilch kannst du dir einen leckeren Frühstücksbrei kochen oder eine tolle Gewürzmilch zubereiten. Mandelmilch lässt sich sehr leicht selbst herstellen. Die übrig gebliebene Pulpe kannst du zum Backen oder zum Andicken von Suppen verwenden.

ZUBEREITUNG

200 g Mandeln – 1 l Wasser – Sieb – Passiertuch

1. Lass die Mandeln über Nacht in der doppelten Menge Wasser einweichen. Gründlich abspülen.
2. Püriere die Mandeln zusammen mit dem frischen Wasser im Mixer, gib sie durch ein mit einem Tuch ausgelegtes Sieb und fülle sie in ein sauberes, sterilisiertes Glasgefäß.

DEINE EINZIGARTIGE KANUTOUR

Jeder von uns ist einzigartig. Es gibt dich in deiner speziellen Mixtur nur ein einziges Mal auf Erden. Es hat jemanden wie dich noch nie gegeben und es wird auch niemals jemanden geben, der dir gleicht. Alle deine Fähigkeiten und Grenzen, all die Erfahrungen, die du bisher gemacht hast, sind ein Ausdruck des Lebens, und zwar ein ganz besonders schöner. In jedem von uns schlummert ein unglaublich großes Potenzial, also auch in dir. Es ist das Potenzial, auf dieser Welt einen Unterschied zu machen. Dabei ist es egal, ob du für deine Kinder die beste Mutter oder der beste Vater der Welt bist oder ob du Zigtausende mit deiner Botschaft erreichst. Du bist wertvoll.

Wenn wir allerdings unsere Energie verpulvern, indem wir mit unserem Kanu gegen den Strom anpaddeln, haben wir nicht die Möglichkeit, auf diese Energie zuzugreifen. Unsere ganze Kraft ist dann darin gebunden, unsere Paddeltechnik zu optimieren. Sobald du jedoch dein Kanu umdrehst, auf das hörst, was dein Körper dir sagt, statt dagegen anzugehen, wirst du merken, wie sehr du vom Strom des Lebens getragen wirst, wie viel leichter es wird, wie viel besser es dir geht. Und du spürst, wie viel Energie du auf einmal wieder hast, um sie in die Dinge zu investieren, die wirklich wichtig sind.

Auf einmal hast du wieder die Energie, die Bücher auf deinem Nachttisch zu lesen. Du hast die Kraft und die Lust, dich mit lieben Menschen zu treffen oder ein neues Hobby zu beginnen, über das du schon lange nachdenkst. Vielleicht hast du endlich den Mut, die Reise anzutreten, die du dir so sehr wünschst, oder den Job zu kündigen und endlich etwas zu machen, das dir viel mehr liegt.

Es fällt uns unglaublich schwer, über unseren eigenen Tellerrand hinauszusehen. Oft sind wir uns nicht mal bewusst, dass es ihn gibt. Was ich mit dir in diesem Buch geteilt habe, soll dir diese größere Perspektive ermöglichen. Und wenn du ganz kühn bist und Lust hast, dann vergrößern wir nicht nur gemeinsam unseren Blickwinkel, sondern setzen uns auch in Bewegung. Das ist nicht immer einfach. Wir haben uns von Kindheit an einen Panzer aus Identitäten, Glaubenssätzen und Überzeugungen geschaffen, der dazu führt, dass wir uns vermeintlich sicher fühlen. Allerdings gleicht diese Sicherheit eher einem Käfig: ein Käfig, der uns davon abhält, unser Leben wirklich zu genießen und unserer Lebendigkeit Ausdruck zu verleihen. Egal, an welchem Punkt du gerade stehst: Jeder Zeitpunkt ist der richtige, um diesen Weg einzuschlagen. Das Schwierigste ist die Entscheidung loszugehen. Hast du erst einmal die ersten Schritte getan, wird es leichter.

Ich hoffe so sehr, dass dich diese Zeilen erreichen und dass du das, was du bis hierher gelernt hast, beginnst umzusetzen. Wenn du bis hierhin gelesen hast, stehen die Chancen gut. Denke daran: Möchtest du Support von mir, dann sei bei *Tellergold* dabei. Dort beschäftigen wir uns mit deinen Fragen und du erhältst powervollen Coaching-Input und viele tolle Meditationen, die dich in diesem Prozess unterstützen. Wir gehen noch tiefer in dein System, um all das aus dem Weg zu räumen, womit du dich begrenzt, sodass du ein größeres Vertrauen zu dir und dem Leben gewinnst und dich auf eine neue Art lieben lernst.

#satnambaby ist der Hashtag, mit dem ich gerne unsere Posts auf Instagram versehe. Denn *satnam* bedeutet so viel wie »die Weisheit liegt in dir«. Erinnere dich immer daran. Deine Zellen wissen, was sie brauchen. Dein Herz kennt den Weg. Deine einzige Aufgabe ist, zu trainieren, nach innen zu lauschen und ein Profi im Lesen deiner Intuition zu werden. Dann wird es ganz einfach. Denn dann musst du nicht mehr alles allein machen. Deine Zellen und dein Herz stehen dir zur Seite.

Umgib dich mit Menschen, die auf dem gleichen Weg sind. Wir alle brauchen regelmäßige Erinnerungen und die können sie dir liefern. Tauscht euch aus, nutzt euch gegenseitig als Accountability-Partner oder etwas sperriger, aber vielleicht verständlicher ausgedrückt: als Ermächtigungspartner. Setzt euch kleine Ziele, sprecht einmal die Woche miteinander und checkt, ob ihr euch an eure Ziele gehalten habt.

Wenn du von mir erinnert werden willst, dann folge mir auf Social Media. Die Kontakte findest du auf Seite 221. Ich drücke dir die Daumen, dass du dich mit dem, was du hier gelernt hast, auf den Weg machst und das Commitment aufbringst, dranzubleiben – für dich und natürlich auch für deine Vitalität. Ich wünsche dir, dass du dich und deinen Stoffwechsel ins Gleichgewicht bringst und die Energie freisetzt, die du für das nutzt, was du im Leben vorhast. Ich wünsche dir, dass du gesund und glücklich bist. In diesem Sinne: Habe eine genussvolle Kanufahrt und habe Vertrauen in dich und das Leben.

Deine Dana

Anhang

Im Anhang kannst du anhand eines Tests dein Dosha herausfinden und die Wirkungsweisen der Nahrungsmittel nachschlagen. Denke daran: Konzentriere dich zunächst auf die Basics und gehe erst dann in die Tiefe – erst das Fundament, dann die Farbe der Gardinen. Viel Spaß beim Stöbern und Kennenlernen deines Selbst und der Lebensmittel.

DOSHA-TEST

Ich habe lange darüber nachgedacht, ob ich den Dosha-Test aufnehmen soll. Sobald die Doshas dazukommen, wird Ayurveda schwierig und komplex – dieses Buch aber soll dir einen bewusst einfachen Einstieg bieten. Da ich aber aus unseren Kursen und aus eigener Erfahrung weiß, wie spannend es ist, die eigene Konstitution unter die Lupe zu nehmen, findest du den Test dennoch hier.

Du kannst ihn auf zwei Arten machen. Die erste Möglichkeit ist, die Fragen zu beantworten im Hinblick darauf, wie du als kleines Kind warst. Vermutlich spiegelt das Ergebnis dann eher deine Grundkonstitution wider. Die zweite Möglichkeit ist, die Fragen aus deiner aktuellen Perspektive zu beantworten. Dann bekommst du einen Eindruck davon, wie es jetzt gerade ist – das ist dann aber eher eine Momentaufnahme.

Am Ende zählst du zusammen, wie oft du die erste, zweite oder dritte Antwort gewählt hast. Das Ergebnis zeigt die ungefähre Verteilung der Doshas in deinem System. Es fällt uns allen meistens schwer, die Fragen neutral zu beantworten. Hinzu kommt, dass sich die Doshas auf körperlicher Ebene wie auch auf mental-emotionaler Ebene zeigen – und sie können sich zudem auf den beiden Ebenen unterscheiden. Es kann sein, dass bei dir körperlich Pitta dominiert, du mental-emotional aber eher Kapha oder Vata bist. Das ist in jeder beliebigen Kombination denkbar. Darum besteht die Möglichkeit, dass du dich nicht sofort mit dem Ergebnis identifizieren kannst. Ich habe früher immer gedacht, ich hätte viel Kapha, weil ich eher runde Körperformen habe und vor allem auch schon immer hatte. Allerdings ist mein Kapha fast ausschließlich auf körperlicher Ebene vorhanden. In Summe dominiert bei mir vor allem mein sehr großer Vata-Anteil, der hauptsächlich mental-emotional ist. Meine Dosha-Mixtur und wie sie sich in meinem System zeigt, habe ich erst nach und nach genauer verstanden, und zwar durch die Herangehensweise an Ayurveda, die du in diesem Buch beschrieben findest.

Auch für dich gilt also: Sei unvoreingenommen. Das Ergebnis ist erst mal nur ein Zahlenergebnis. Es sagt etwas aus, aber die Aussage ist nicht in Stein gemeißelt, da es doch komplexer ist, als wir manchmal denken. Mache also den Test, aber nimm ihn nicht so wichtig. Wenn du etwas tiefer gehen willst, schau auf unserer Homepage. Unter www.ichgold.de/dosha-test findest du einen differenzierteren Test mit zwei Erklärungsvideos, der dir mehr Informationen gibt. Hier aber jetzt wie gesagt die einfache Variante. *Let's go!*

DOSHA-TEST-FRAGEBOGEN

Wie ist dein Erinnerungsvermögen?

1. Ich habe ein gutes Kurzzeitgedächtnis.
2. Ich habe generell ein gutes Erinnerungsvermögen.
3. Ich habe ein gutes Langzeitgedächtnis.

Wie zielstrebig bist du?

1. Ich lasse mich leicht ablenken.
2. Ich bin fokussiert, ehrgeizig, fast schon getrieben.
3. Ich gehe langsam und stetig voran.

Wie arbeitest du am besten?

1. Unter Führung
2. Allein
3. Im Team

Wie schnell bist du gestresst?

1. Ich bin schnell gestresst, auch Kleinigkeiten werfen mich aus der Bahn.
2. Ich bin durchschnittlich schnell gestresst, aber dann richtig.
3. Ich rege mich nicht so schnell auf.

Wie hoch ist dein Selbstvertrauen?

1. Ich bin schüchtern.
2. Ich bin stabil, wirke aber nach außen überzeugender, als ich innerlich bin.
3. Ich habe viel innere Sicherheit und handele aus Überzeugung.

Wie stehst du zu Wettbewerben?

1. Ich mag den Druck nicht.
2. Ich liebe es, mich mit anderen zu messen und zu gewinnen.
3. Sie reizen mich nicht besonders, aber ich kann damit gut umgehen.

Wie hoch ist deine Anpassungsfähigkeit?

1. Ich passe mich schnell an.
2. Ich passe mich nur an, wenn es mir gefällt.
3. Ich brauche länger, um mich anzupassen.

Wie integrierst du neues Wissen?

1. Ich bin schnell begeistert, mache alles auf einmal und verliere dann schnell die Lust.
2. Ich analysiere erst und verfahre dann strukturiert mit hohem Perfektionsanspruch.
3. Ich brauche eine Weile, bis ich Neues verstehe und integriere, bleibe dann aber ausdauernd dabei.

Wie ist dein Hungergefühl?

1. Ich habe unregelmäßig Hunger.
2. Ich benötige bei Hunger sofort Essen.
3. Ich kann ohne Probleme auf eine Mahlzeit verzichten.

Wie bevorzugst du deine Nahrung?

1. Ich esse am liebsten warm.
2. Ich esse am liebsten kalt.
3. Ich mag mein Essen am liebsten trocken und warm.

Was ist dein bevorzugtes Wetter?

1. Ich mag es am liebsten warm oder heiß.
2. Ich mag kühl oder auch klirrend kalt.
3. Ich mag es trocken und warm oder so windig, dass mich der Wind ordentlich durchpustet.

Wie ist dein Essenstempo?

1. Schnell
2. Normal, durchschnittlich
3. Langsam

Wie ist dein Schlaf?

1. Leicht und mit Unterbrechungen
2. Mittellang und tief
3. Tief und lang

Wie ist die Struktur deiner Haare?

1. Durchschnittlich
2. Dünn
3. Dick

Wie ist deine Haarfarbe?

1. Hellbraun bis Blond
2. Rot, Rotbraun
3. Dunkelbraun bis Schwarz

Wie ist die Farbe deines Teints?

1. Dunkel
2. Rötlich
3. Blass, weiß

Wie ist dein Gewicht?

1. Ich bin dünn und nehme schwer zu.
2. Durchschnittlich
3. Ich bin schwer und nehme leicht zu.

Wie ist dein Stuhlgang?

1. Trocken, hart, mit der Tendenz zu Verstopfung.
2. Häufig am Tag, die Konsistenz ist normal bis hin zu durchfallartig.
3. Schwer, kommt langsam und ist regelmäßig.

Wie hoch ist deine körperliche Belastbarkeit?

1. Eher niedrig. Ich bin oft die Erste, die nicht mehr kann.
2. Durchschnittlich, aber ich habe die Tendenz, über meine Belastbarkeit hinauszugehen.
3. Sehr hoch. Ich bin oft noch fit, wenn andere schon nicht mehr können.

Wie ist deine geistige und physische Schnelligkeit?

1. Sehr schnell
2. Durchschnittlich
3. Nicht so schnell

Wie definiert sind deine Muskeln?

1. Gut sichtbar, eher sehnig mit wenig Körperfett
2. Mittelmäßig bis gut definiert
3. Wenig mit höherem Körperfettanteil

Wie läufst du?

1. Leichtfüßig
2. Zielorientiert
3. Gemütlich und geerdet

Wie ist deine Körperstatur?

1. Schmal, klein oder auch lang
2. Mittelgroß
3. Groß, fleischig

Wie ist deine Reaktionszeit?

1. Schnell
2. Durchschnittlich
3. Langsam

ERGEBNIS

Zähle nun alle Antworten zusammen.

- Die Summe der Antworten auf Frage 1 ergibt deine Vata-Punktzahl.
- Die Summe der Antworten auf Frage 2 ergibt deine Pitta-Punktzahl.
- Die Summe der Antworten auf Frage 3 ergibt deine Kapha-Punktzahl.

An der Verteilung der Punkte kannst du ablesen, wie sich die Doshas bei dir zeigen. Ab Seite 55 findest du die Erklärungen zu den Doshas. Beachte in den Beschreibungen auch die verschiedenen Aspekte. Einige beziehen sich auf die körperliche Ebene, andere eher auf den mental-emotionalen Zustand.

WIE LIEST DU DEIN TESTERGEBNIS?

Für dein Testergebnis gilt natürlich ganz besonders: bloß nicht komisch werden! Du hast jetzt ein numerisches Ergebnis, basierend auf subjektiven Antworten, die zu diesem Zeitpunkt deiner Wahrnehmung entsprechen. Du merkst schon, das heißt erst einmal nicht viel, dafür sind zu viele Unsicherheitsfaktoren enthalten. Auf der anderen Seite sagen die Ergebnisse des Tests durchaus etwas aus.

Dieser Test stellt zwar keine tief greifende Konstitutionsanalyse dar, wie sie ein ayurvedischer Mediziner machen würde, doch kannst du die Ergebnisse als ein Spielfeld betrachten, auf dem du jetzt dein Selbsterfahrungsexperiment starten kannst. Du hast nun ein paar Anhaltspunkte, um deine Gewohnheiten, deine Tagesroutinen und deine Ernährung (oder wo auch immer du mit deinem Experiment beginnen möchtest) zu ändern. Fange an, nach innen zu horchen; achte darauf, wie dein System auf Veränderungen reagiert. Dadurch wird deine Selbstwahrnehmung immer feiner und über sie stärkst du den Zugang zu deiner Intuition. Das ist der beste Ratgeber für deine langfristige Vitalität. Denn wenn du lernst, frühzeitig Ungleichgewichtszustände zu erspüren, weil du weißt, wie sich Gleichgewicht anfühlt, dann hast du das machtvollste Tool in der Hand, um dauerhaft in deinem energetischen Maximum zu leben! Also viel Spaß beim Experimentieren und dabei, dich immer besser kennenzulernen!

WIRKUNGSWEISEN VERSCHIEDENER LEBENSMITTEL

Wichtig ist, dass du dich zunächst auf die Basics konzentrierst, die in diesem Buch dargelegt sind. Aber dennoch werde ich immer wieder nach Listen gefragt. Ich selbst nutze sie kaum, aber ich möchte sie dir nicht vorenthalten. Darum findest du im Folgenden verschiedene Auflistungen und Zusammenstellungen, die du nutzen kannst, um tiefer einzusteigen.

ACHTUNG!

Wenn du zu schnell in diese Art der Komplexität einsteigst, kann es sein, dass du dir deinen Weg ins Ayurveda verstellst. Darum empfehle ich dir, dich erst mit diesen Wirkungsweisen zu beschäftigen, wenn du deine Ernährungsstruktur umgestellt hast.

Achte auf ein leichtes, warmes Frühstück. Nimm mittags deine Hauptmahlzeit zu dir und iss abends früh und leicht. Vermeide Snacks. Nutze erst dann die Eigenschaften in dir und den Nahrungsmitteln, die Geschmacksrichtungen und die Kenntnisse über Smart, Dead und Dumb Food, um deine Intuition zu stärken. Lerne, nach innen zu hören, um von deinem Körper zu erfahren, was dir guttut und was nicht.

Wenn du das alles problemlos und easy an vier von sieben Tagen integriert hast und den nächsten Schritt gehen willst, dann findest du hier die Informationen, die du suchst.

LEBENSMITTEL UND IHRE WIRKUNG

Ein + bei deinem Dosha bedeutet nicht, dass du dieses Lebensmittel nicht essen darfst. Du darfst jedes Lebensmittel essen. Ein + bedeutet, dass du es entweder in geringen Maßen essen oder lieber seine Wirkungsweise durch die Zubereitungsart, Kombination oder Gewürze verändern solltest. Ein roher Apfel ist Vata-erhöhend. Dünstest du ihn, ist er gut für Vata. Streust du noch etwas Zimt auf ihn und kombinierst ihn mit leckerem Getreide, ist er perfekt! Probiere einfach aus, was dir guttut.

Du findest in der folgenden Liste auch die thermische Wirkung und die auf- und abbauende Wirkung. Diese beiden Spalten beziehen sich auf das unverarbeitete Lebensmittel. Je nachdem, wie du das Lebensmittel zubereitest oder kombinierst, verändert sich die Wirkung.

K = Kapha, V = Vata, P = Pitta; + = erhöhend, - = senkend, (+) leicht erhöhend

Lebensmittel	Vorherrschender Geschmack	Thermische Wirkung	Wirkung auf die Doshas
Äpfel (süß)	süß, zusammenziehend	kühlend	K+ V+ P-
Aprikosen	süß	kühlend	K+ V- P-
Avocado	süß	kühlend	K+ V- P-
Bananen	süß	kühlend	K+ V- P+
Birnen	süß, zusammenziehend	kühlend	K- V+ P-
Blumenkohl	zusammenziehend	kühlend	K- V+ P-
Brokkoli	süß, zusammenziehend	kühlend	K- V+ P-

Lebensmittel	Vorherrschender Geschmack	Thermische Wirkung	Wirkung auf die Doshas
Buchweizen	süß, zusammenziehend	erhitzend	K- V+ P+
Cashewkerne	süß	erhitzend	K+ V- P+
Chicorée	bitter	kühlend	K- V+ P-
Chinakohl	bitter	kühlend	K- V+ P-
Datteln	süß	kühlend	K+ V- P-
Eier	süß, zusammenziehend	erhitzend	K+ V- P+
Feigen	süß	kühlend	K+ V- P-
Fenchelknolle	süß	kühlend	gut für alle Doshas
Gerste	süß, zusammenziehend	kühlend	K- V+ P-
Ghee	süß	kühlend	K nur in Maßen V- P-
Granatapfel	zusammenziehend, süß, sauer	kühlend	K- V+ P-
Gurke	süß	kühlend	K+ V- P-
Hafer	süß	kühlend	gekocht gut für Vata und Pitta, trocken für Kapha
Hirse	süß	erhitzend	K- V+ P+

Lebensmittel	Vorherrschender Geschmack	Thermische Wirkung	Wirkung auf die Doshas
Honig	süß, zusammenziehend	erhitzend	K- V nur in Maßen P(+)
Joghurt	sauer	erhitzend	K+ V- P+
Kartoffeln	süß, zusammenziehend	kühlend	K- V+ P-
Kichererbsen	zusammenziehend	kühlend	K- V+ P-
Kohl	süß, zusammenziehend	kühlend	K- V+ P-
Kokosmilch	süß	kühlend	K+ V- P-
Kokosnuss	süß	kühlend	K+ V- P-
Kokosöl	süß	kühlend	K+ V- P-
Kürbis	süß, zusammenziehend	kühlend	K+ V- P-
Kürbiskerne	süß, zusammenziehend, bitter	erhitzend	K+ V- P+
Leinsamen	süß, bitter	erhitzend	K+ V- P+
Linsen, rot	süß, zusammenziehend	erhitzend	K- V- P+
Mandeln	süß	erhitzend	K+ V- P+ geschält wirken sie weniger erhitzend, dann sind sie auch für Pitta gut

Lebensmittel	Vorherrschender Geschmack	Thermische Wirkung	Wirkung auf die Doshas
Mais	düß	erhitzend	K- V+ P+
Melone	süß	kühlend	K+ V- P-
Milch	süß	kühlend	K+ V- P-
Möhren	süß, zusammenziehend, bitter	kühlend	K- V- P-
Mung Dal	zusammenziehend, süß	kühlend	gut für alle Doshas
Mungbohnen	zusammenziehend, süß	kühlend	gut für alle Doshas
Pastinake	süß	kühlend	K+ V- P-
Pfirsiche	süß	kühlend	K+ V- P-
Pflaumen (reif und süß)	süß	kühlend	K+ V- P-
Quinoa	bitter	kühlend	K- V+ P-
Reis (Basmati)	süß	kühlend	K nur in Maßen V- P-
Roggen	süß, zusammenziehend	erhitzend	K- V+ P+
Rohrohrzucker	süß	kühlend	K+ V- P-
Rote Bete	süß	erhitzend	K nur in Maßen V- P nur in Maßen

Lebensmittel	Vorherrschender Geschmack	Thermische Wirkung	Wirkung auf die Doshas
Sauerkraut	sauer	erhitzend	K+ V- P+
Sesam	süß, zusammenziehend, bitter	erhitzend	K(+) V- P+
Sesamöl	süß, zusammenziehend, bitter	erhitzend	K nur in Maßen V- P+
Sonnenblumen-kerne	süß, zusammenziehend	erhitzend	K(+) V- P(+)
Sonnenblumenöl	süß	kühlend	K- V- P-
Sojasoße	salzig	erhitzend	K+ V- P+
Spinat	bitter	kühlend	K- V+ P-
Steckrübe	süß	kühlend	K+ V- P-
Süßkartoffeln	süß	kühlend	K+ V- P-
Tahin	süß, zusammenziehend, bitter	erhitzend	K(+) V- P+
Tomaten	sauer, süß	erhitzend	K+ V+ P+
Walnüsse	süß	erhitzend	K+ V- P+
Weizen	süß	kühlend	K+ V- P-
Zucchini	süß, zusammenziehend	kühlend	K(+) V- P-

GEWÜRZE UND IHRE WIRKUNGEN

Im Folgenden erfährst du die Geschmacksrichtung der aufgeführten Gewürze und Kräuter und welche Wirkung sie auf die Temperatur und die Substanz, also die auf- und abbauende Wirkung, sowie auf die einzelnen Doshas haben. Ein + bei deinem Dosha bedeutet nicht, dass du dieses Gewürz nicht benutzen darfst. Achte nur darauf, dass du mehr von den Gewürzen benutzt, die dein Dosha ausgleichen. Zum Beispiel: Wenn du viel Pitta hast, kannst du trotzdem Ingwer verwenden. Gleiche ihn dann mit anderen Gewürzen oder Lebensmitteln wie zum Beispiel Koriander oder Kokosmilch aus. Wie immer gilt: Probiere aus, was dir guttut, und höre auf deinen Körper.

K = Kapha, V = Vata, P = Pitta; + = erhöhend, - = senkend, (+) leicht erhöhend

Gewürz	Vorherrschender Geschmack	Thermische Wirkung	Wirkung auf die Doshas
Ajowan	scharf, bitter	stark erhitzend	appetitanregend, verdauungsfördernd K- V- P+
Anis	scharf	erhitzend	verdauungsfördernd, entgiftend K- V- P+
Asafoetida	scharf, bitter	stark erhitzend	appetitanregend, gut gegen Blähungen K- V- P+
Basilikum	süß, scharf, zusammenziehend	leicht erhitzend	verbessert das Immunsystem, gut bei Erkältung und Fieber K- V- wirkt im Übermaß Pitta-erhöhend

Gewürz	Vorherrschender Geschmack	Thermische Wirkung	Wirkung auf die Doshas
Bockshorn-kleesamen	scharf, bitter	erhitzend	appetitanregend, wirkt regulierend auf den Fett- und Zuckerstoffwechsel K- V- P+
Dill	bitter, scharf	erhitzend	verdauungsfördernd, blähungs-treibend K- V- P+
Fenchel	süß, zusammenzie-hend	kühlend	reguliert das Verdauungsfeuer, blähungstreibend, krampflösend K- V- P-
Ingwer (frisch)	scharf	erhitzend	verdauungsfördernd, entgiftend, schleimreduzierend K- V- P- (in Maßen)
Kardamom	süß, scharf	kühlend	verdauungs- und appetitanre-gend, gegen Übelkeit, für frischen Atem K- V- P-
Knoblauch	scharf	erhitzend	antirheumatisch K- V- P+
Koriander-samen	süß, zusammenzie-hend, bitter	kühlend	verdauungsfördernd, ausglei-chend in scharfen Speisen, blä-hungstreibend, harntreibend, entzündungshemmend, gut für alle Doshas
Koriander-blätter	süß, zusammenzie-hend, bitter	kühlend	verdauungsfördernd, harntreibend, entgiftend, gut für alle Doshas gut

Gewürz	Vorherrschender Geschmack	Thermische Wirkung	Wirkung auf die Doshas
Kreuzkümmel	scharf, zusammenziehend	leicht erhitzend	appetitanregend, blähungstreibend, gut für alle Doshas (Pitta in Maßen)
Kurkuma	bitter, scharf, zusammenziehend	erhitzend	verbessert die Verdauung und das Immunsystem, antientzündlich, leberaktivierend-entgiftend, gut für alle Doshas (Pitta in Maßen)
Minze	süß, zusammenziehend	kühlend	hilft bei Erkältung, verbessert die Verdauung, entzündungshemmend K- V+ P-
Muskatnuss (sehr sparsam verwenden)	süß, zusammenziehend, scharf	leicht erhitzend	lindert Durchfall, fördert den Schlaf K- V- P+
Nelken	scharf	leicht erhitzend	verdauungsfördernd, schleimreduzierend K- V- P+
Oregano	scharf	erhitzend	wirkt antibakteriell, beruhigt das Nervensystem, verdauungsfördernd K- V- P+
Petersilie	scharf, bitter	leicht erhitzend	blutreinigend, harntreibend, entkrampfend K- V- P+ (in Maßen)
Pfeffer, schwarz	scharf	erhitzend	verdauungsfördernd, schleimlösend K- V- P+

Gewürz	Vorherrschender Geschmack	Thermische Wirkung	Wirkung auf die Doshas
Rosmarin	scharf, bitter	leicht erhitzend	entzündungshemmend, verdauungsfördernd, verbessert das Immunsystem K- V- P(+)
Safran (sehr sparsam verwenden)	scharf, bitter	erhitzend	verdauungsfördernd, entkrampfend, nervenberuhigend, stimmungsaufhellend K- V- P-
Schnittlauch	scharf	erhitzend	K- V- P+
Senfsaat	scharf	erhitzend	hilft bei träger Verdauung, fördert geistige Ruhe K- V- P+
Thymian	scharf	erhitzend	hustenberuhigend, verbessert die Verdauung K- V- P+
Vanille	süß	kühlend	appetitanregend K+ V- P-
Zimt	süß, scharf	erhitzend	entkrampfend, schleimlösend, antiseptisch K- V- P(+)

STICHWORTVERZEICHNIS

A
abbauende Wirkung 152, 159, 206, 211
Abendessen 62, 64, 102, 129, 139, 162, 165, 170 f., 178, 186, 193
Abendessenstemplate 186
abnehmen 69, 104 f., 158, 186, 193
achtsames Essen 110, 121
Agni 63, 80, 132
Alkohol 17, 21, 40, 52, 70, 84, 185
Alltag 6 ff., 10 f., 13, 29, 32, 45, 48 f., 57, 61, 75, 78, 93 f., 101 f., 111, 138, 146, 162, 168
aufbauende Qualitäten 145, 152
Ayurveda, Basics 52

B
Batch Tasking 165
Bewegungsprinzip 55 ff., 62, 66, 71
Bioprodukte 127
Burn-out 58
Butter 141, 154, 178, 187 f.

D
Darm 47, 66, 82, 98, 131, 134, 151
Dead Food 126 ff.
Detox 65, 69, 71, 90
Diabetes 30, 76, 88, 90
Dosha 20, 37, 48 f., 55 ff., 58 ff., 61 f., 66 ff., 87 ff., 90 f., 95, 99 f., 135, 145 f., 154, 157, 159, 172 f., 206, 211
Dosha-Mix 198
Dosha-Test 198 ff., 201 ff.
Dosha-Uhr 64, 67, 97, 100
Drei plus 36, 39, 42, 94, 101
Dumb Food 123, 125 ff., 128, 205

E
Eigenschaften 18, 54 f., 97, 145 ff., 148 ff., 156, 159, 205
emotionales Essen 100, 112, 115, 118
Energieversorgung 73
Entzündungen 58, 90, 131, 192
Ernährung
acht Faktoren 43 ff., 46 ff., 49
gesunde 19, 24, 31, 49, 162
Ernährungsgewohnheiten 8, 12, 15 f., 21 f., 24, 31 f., 35, 86, 106
Ernährungskonzept 32, 44
Ernährungsphilosophie 8
Ernährungsplan 20, 24, 26, 141
Ernährungsstruktur 61, 97, 144, 205
Ernährungstemplate 13, 174
Ernährungstrends 7
Essensmenge 119 ff. 122
Essensrhythmus 95
Essenszeitfenster 100, 102, 105 f.
Essgewohnheiten 45, 49, 96, 106

F
Fasten 104, 106
Fett 24, 26, 43, 62, 84, 124, 126, 141, 143, 154, 156, 158, 176 f., 184 f., 189, 212
Frühling 46, 56, 70, 133, 137, 168
Frühstück 62 ff., 95, 97, 101, 123, 126, 129, 133, 137 ff., 150, 164, 169 f., 174 ff., 177 f., 184, 192 f., 205
Frühstückstemplate 178
Fünf Elemente 54 f.

G
Geschmacksrichtungen
bitter 154, 159, 207 ff., 210 ff., 213 f.
salzig 154 f., 159, 210
sauer 76, 78, 82, 134, 154, 159, 207 f., 210
scharf 152, 154, 156 f., 159, 211 ff., 214 f.
süß 85, 154, 157, 159, 169, 172, 185, 206 ff., 209 ff., 212 ff., 215
zusammenziehend 154, 159, 206 ff., 209 ff., 212 f.
Gesundheit 9, 12, 16, 26, 40, 43, 51, 61, 75, 84, 86, 88, 104, 146, 152 f.
Getreide 24, 84, 124 f., 140, 143, 157, 163 f., 171, 175 ff., 179 f., 182 ff., 189, 206
Gewichtsreduktion 105
Gewohnheiten 6, 8, 10 f., 17 f., 21 ff., 24, 30, 32 ff., 36 ff., 39 f., 42, 44, 54, 60, 77, 86, 101, 121, 146, 148, 204
Gewohnheitstraining 12, 24, 39, 100 ff.
Gewürze 38, 69, 130, 144, 157, 163 f., 168, 171, 173 f., 178 ff., 181 ff., 184 f., 186, 188 f., 206, 211
Gewürzmischungen 166, 173, 177, 183 f., 188 f.
Ghee 69, 141, 154, 173, 176 f., 184, 187 ff.

H
Herbst 54 ff., 57, 68, 136 f.
Herzprobleme 30, 58
Honig 141, 143, 157, 169, 176, 178, 208
Hungergefühl 201

I
intermittierendes Fasten 104
intuitives Kochen 173 f.

K

Kaizen 36 f., 39, 42, 94, 101
Kapha 20, 55, 58 f., 62, 64, 66 f., 70 f., 83 f., 87 ff., 90 f., 102, 105, 112, 122, 133, 141, 148, 151, 153 ff., 156 ff., 173, 178, 185, 198, 204, 206 f., 211
Kitchari 68 f., 168
Kohlenhydrate 24, 26, 43, 140, 153
Konstitutionstyp 97
Körperbild 31
Körpergefühl 25, 60 f., 89, 148
Krankheit 10, 15, 23, 28, 90, 125
Krankheitsentstehung 12, 87, 90
Krebs 25, 30, 76
Küchen-Hacks 11, 162

M

Mahlzeitenpause 105
Mahlzeitenplan 173
Mandelmilch 176, 193
Meal Planning 168
Meal-Prep 164 f.
Meditation 19, 28, 38, 62, 75, 78 ff., 108, 114 f., 148
Mental-emotionales System 11, 23, 27, 32, 38
Me-Time 11, 18
Milchprodukte 24, 26, 137, 140, 143, 185
Mindful Eating 108 f.
Mittagessen 62, 97, 99, 112, 151, 164 f., 170 f., 179, 185 f., 192
Mittagstemplate 179 f.
modulares Kochen 172 f.
Morgenroutine 18, 22, 164

N

Nahrungsmittel
  Herkunft 46, 49, 95 f., 123
  regional 21, 46, 123 f., 128
  saisonal 21, 123 f., 128, 136
  Wirkungsweise 6, 49, 60, 123, 150, 152, 205 f.
Nahrungsmittelkombination 137 ff., 141, 144, 152, 188
Never-Ending-Meal Prinzip 162
Nüsse 46, 97, 99 f., 124, 143, 155, 167, 173, 176 f., 184, 186, 191 f.

O

Obst 21, 63, 124, 137 ff., 143, 155, 164, 172, 175 ff., 178, 190
Ofengemüse 143, 163 f., 166, 180 f., 189 f., 192
Öle 141, 167, 187

P

Pitta 55, 57 f., 62 f., 65, 70 f., 81 f., 84, 87 ff., 90 f., 102, 112, 122, 133 f., 141, 147, 151, 153 ff., 156 ff., 168, 173 f., 176, 185, 198, 206 ff., 211, 213

Q

Quick-Start-Guide 11, 13, 94

R

Rezepte
  Eintopf 47 f., 125, 166 f., 192
  Gemüsesuppe 186
  Getreidebrei 39, 169, 175
  Ghee 69, 141, 154, 173, 176 f., 184, 187 ff.
  Hülsenfrüchte 70, 84 f., 124, 157, 165, 179 f.,184
  Kitchari 69, 168
  Ofengemüse 143, 163 f., 166, 180 f., 189 f., 192
Rohkost 130 f., 135, 172, 185, 191 f.

S

Salz 69, 131 f., 141, 155, 158, 164, 171, 178, 181, 183 ff., 186, 189, 218
Samen 18, 53 f., 69, 124, 143, 167, 173, 176, 184, 186, 189 ff.
Sättigungsgefühl 121 f.
Schlaf 8, 20, 64, 67 f., 75, 88 f., 97, 104, 142, 202, 213
Schönheitsideal 26
Smart Food 123, 127
Snacken 40, 95, 97, 99 f., 102, 104 f., 113 ff., 116 ff., 137
Sommer 41, 46, 56, 67 f., 70, 124, 131, 133, 137, 168, 171 f.
Stabilitätsprinzip 55 f., 58, 71
Stoffwechsel 6, 8, 10, 12, 45, 59, 64 f., 70, 72 f., 76, 79 f., 87 f., 93, 99 f., 102, 106 f., 111 f., 130, 137 f., 195
Stoffwechselhelfer 93
Streit 35, 45, 107, 118
Stress 32, 35 ff., 42, 82, 88 ff., 100, 111 f., 116, 118
Stuhlgang 76, 82 f., 149, 202

T

Tageszeit 44
Thermische Wirkung 150 f., 158, 206 ff., 209 ff., 212 ff., 215
Topping 173, 175 f., 182, 184, 190 ff., 193
Transformationsprinzip 56, 62 f., 65, 71
trinken 57 f.
  Temperatur 57 f.
  Wasser 55, 57

U
Übergewicht 59, 90, 155
Unterwegs essen 45, 108

V
Vata 57, 62, 71, 147
Verdauung 45 f., 51, 62, 64 f., 68, 80 ff., 83 ff., 86 f., 96, 104 f., 107, 110, 112 f., 118 f., 131 ff., 134 ff., 137 f., 140 f., 143 f., 150 f., 155 ff., 178, 185 f., 213 f.
- heiße 84
- optimale 62
- sensible 82 ff.
- träge 84

Verdauungsstörer 185
Vier von Sieben 36, 39 ff., 42, 94 f., 101 f., 137 f., 205

W
Winter 25, 46, 67 f., 70, 124, 131, 133, 137, 168 f.
Wochenplan 103

Y
Yoga 19 f., 24, 52 f., 101

Z
Zellerneuerung 72 f.
Zirkadianischer Zyklus 61 ff., 64, 71
Zubereitungsformen
- aufwärmen 162 f.
- backen 130
- braten 123, 130, 139, 187
- garen 133, 135, 164
- kochen 38, 47, 69, 84, 98, 120, 124, 129 ff., 132, 136, 139, 162 ff., 165 f., 172 ff., 175, 180, 183, 186 ff., 193

Zunehmen 19, 27, 152, 159
Zutaten 17, 25, 39, 109, 128, 166, 174, 178 f., 183 f., 186 f., 189

EINE DANKSAGUNG, DIE MAN LESEN MUSS

Ich finde Danksagungen in der Regel sehr langweilig. Meistens überfliege ich sie nur, wenn überhaupt. Das ist eigentlich sehr schade, denn Dankbarkeit ist das Salz in der Suppe unseres Lebens. Es bringt uns in eine höhere Schwingung, die uns wiederum unseren Träumen immer näherbringt. Darum hier aus tiefstem Herzen meine Dankbarkeit für deine Träume. Ganz am Ende dieser Danksagung erfährst du auch, wieso das mit der Dankbarkeit tatsächlich funktioniert.

Als Erstes danke ich dir. Danke, dass du dieses Buch gelesen hast. Danke für deine Bereitschaft, neue alte Wege zu gehen und hungrig zu sein auf ein Leben, das schöner, vitaler und erfüllter ist. Danke, dass du diesen Weg mit mir gehst und die Menge der Menschen größer werden lässt, die sich abwenden von Billignahrungsmitteln und einem immer künstlicher werdenden Leben. Erzähle deinen Freunden davon oder, noch besser, schenke ihnen eine Ausgabe dieses Buches, sodass auch sie sich mit uns auf diesen Weg machen können.

Danke, Matthias, bester Ehemann, Geschäftspartner und bester Freund, dass du immer an mich glaubst, viel mehr, als ich selbst das tue. Danke für deine Liebe. Ohne dich wäre dieses Buch niemals entstanden. Ich liebe dich.

Danke Luk und Tilda, beste Kinder, dass ihr so viel Neugier, Lebendigkeit und Leben in meine Tage bringt. Und danke, dass ihr Widerstand leistet in den Momenten, in denen ich komisch werde. Danke an Meilo, unseren Hund, der es mir ermöglicht, Pausen zu machen und mit ihm die Ruhe der Natur zu genießen.

Danke an meine wundervollen Eltern, ohne die ich nicht wäre. Danke, dass ihr immer an mich geglaubt habt. Danke für euer Vertrauen, auch wenn du, lieber Papa, seit zwei Jahren nicht mehr bei uns bist.

Danke, Stephanie Schnicke, Sparringspartnerin im Schreibprozess. Deine Kapha-Struktur und dein Pitta-Brain sind für mich wie Urlaub. Danke für die tolle Idee zur Kanuzeichnung und deine Liebe zum Ayurveda.

Danke, Anette, für deine Inspiration für den Ernährungsteil. Es ist eine Freude, mit dir zusammenzuarbeiten. (Ihre Kochkurse und Beratung sind in Hamburg und auf www.ingwerundzimt.de zu finden.)

Danke, liebe Dr. Janna Scharfenberg, für unsere Kooperationen und deine Freundschaft. Danke, Patrick, für unsere morgendlichen Schreibsessions, danke an unsere unfassbar großartige Ichgold-Familie, die unsere Vision mit Leben füllt, und an uunsere Kursteilnehmer. Danke an all die wunderbaren Menschen beim riva Verlag, die es mir so leicht gemacht haben, wie ich es nie für möglich gehalten hätte. Und danke an all die lieben Menschen, die an uns und unsere Vision glauben, uns unterstützen und unser Leben bereichern.

Ich danke Cate Stillman, die mich auf den Ayurveda-Weg zurückgeholt und ihn modernisiert hat. Danke an all die großen Ayurvedis, die mich immer wieder inspirieren, wie Dr. Lad, Deepak Chopra und Dr. John Douillard. Danke auch an all die großartigen Coaches, Speaker und Lehrer, die mich in den letzten 20 Jahren herausgefordert und geprägt haben. Einige aus der Nähe in Trainings, einige aus der Ferne über Bücher, Kurse und Ähnliches. Dazu zählen unter anderem Maria und Stephan Craemer, Anthony Robbins, Dr. Joe Dispenza, Brené Brown, Gabrielle Bernstein, Clive Sheridan und all die tollen Yogalehrer auf meinem Weg.

Man sagt: Dankbarkeit ist das stärkste Gebet. Wenn wir uns in den Zustand von Dankbarkeit begeben, sind wir in Fülle. Wenn wir in Fülle sind, erschaffen wir Fülle-Ergebnisse. Die Dankbarkeit, die wir fühlen, ist ein Ausdruck unseres Vertrauens in das Leben. Und genau dieses Vertrauen in das Leben ist das, was uns zum Magnet für die Ergebnisse werden lässt, die wir uns wünschen. Daher: Danke! Danke! Danke!

ÜBER DIE AUTORIN

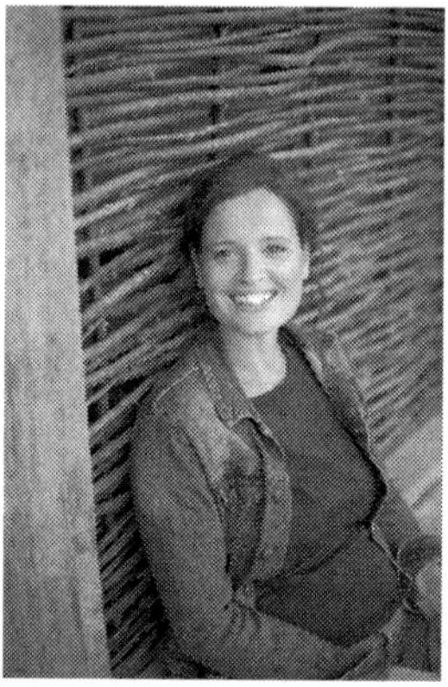

Jeden Tag unseres Lebens in einem gesunden Körper zu genießen – dafür steht Dana Schwandt. Ihre Absicht ist, so vielen Menschen wie nur möglich aus dem Ernährungswahnsinn zu helfen und die Angst vor Krankheiten zu nehmen. Sie zeigt, wie wir die Zeichen unseres Körpers lesen lernen und uns ohne Verzicht und Anstrengung ins Gleichgewicht bringen, um die Kraft und Energie zu haben, das Leben nach unseren Wünschen zu gestalten.

Nachdem sie 13 Jahren lang ein Yogastudio geleitet und in Hamburg Yogalehrer ausgebildet hatte, war es Ende 2017 an der Zeit, alles auf eine Karte zu setzen und mit ihrem Mann Matthias dem Onlinebusiness, das sie nebenher aufgebaut hatten, einen Namen zu geben: Ichgold. Als Pioniere auf dem deutschen Onlinekursmarkt starteten sie schon Anfang 2015 mit dem Ichprojekt, in das sie all ihr Wissen aus dem Yoga, der Heilpraktik und dem Ayurveda einfließen ließen. Anfang 2018 folgten sie dem Ruf der Community und erschufen das Programm Tellergold, in dem sie zeigen, wie ayurvedische Ernährung unkompliziert und schnell in den vollgepackten Alltag integriert werden kann.

Dana und Matthias leben mit ihren beiden Kindern und Hund vor den Toren der Stadt im Grünen. Dort arbeiten sie von zu Hause aus, genießen die sesshafte Variante des modernen, digitalen Nomadentums und verändern die Welt mit Blick in ihren Vorgarten.

Hier findest du Dana und Matthias:

- www.ichgold.de
- Podcast auf ihrer Website, bei iTunes, Spotify etc.: Da ist Gold drin
- Instagram: @dana.ichgold
- Facebook: @ichgold
- Facebook-Gruppe: Ayurveda Lifedesign

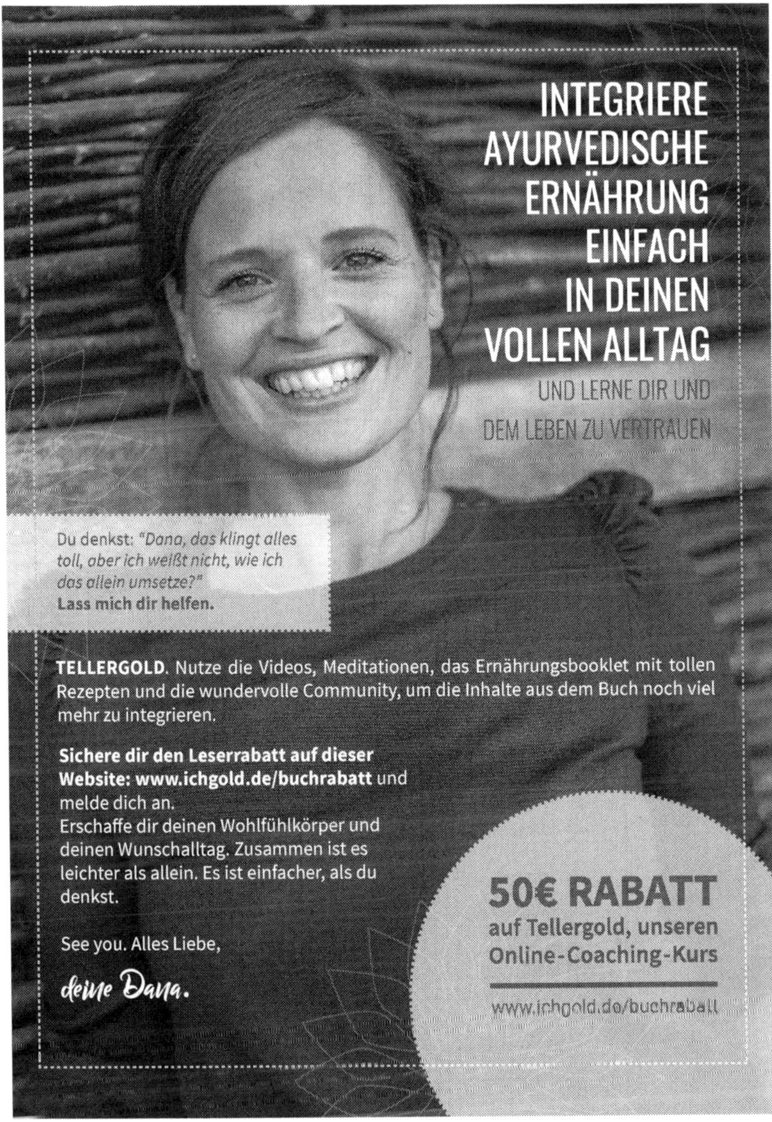
INTEGRIERE AYURVEDISCHE ERNÄHRUNG EINFACH IN DEINEN VOLLEN ALLTAG
UND LERNE DIR UND DEM LEBEN ZU VERTRAUEN
Du denkst: "Dana, das klingt alles toll, aber ich weißt nicht, wie ich das allein umsetze?"
Lass mich dir helfen.
TELLERGOLD. Nutze die Videos, Meditationen, das Ernährungsbooklet mit tollen Rezepten und die wundervolle Community, um die Inhalte aus dem Buch noch viel mehr zu integrieren.
Sichere dir den Leserrabatt auf dieser Website: www.ichgold.de/buchrabatt und melde dich an.
Erschaffe dir deinen Wohlfühlkörper und deinen Wunschalltag. Zusammen ist es leichter als allein. Es ist einfacher, als du denkst.
See you. Alles Liebe,
deine Dana.
50€ RABATT
auf Tellergold, unseren Online-Coaching-Kurs
www.ichgold.de/buchrabatt

Printed in Poland
by Amazon Fulfillment
Poland Sp. z o.o., Wrocław

51420064R00134